VOLUMETRISCHE DIÄT 2025

110 Leckere und einfache Rezepte zum Mühelosen Abnehmen. Essen Sie mehr, Wiegen Sie weniger und fühlen Sie sich Großartig

KLARLOCK

HAFTUNGSAUSSCHLUSS

Ziel dieses Buches ist es, nützliches und informatives Material zu den in der Veröffentlichung behandelten Themen bereitzustellen. Der Verkauf erfolgt unter der Voraussetzung, dass der Autor und der Herausgeber keine persönlichen medizinischen, gesundheitlichen oder anderen professionellen Dienstleistungen im Zusammenhang mit dem Buch erbringen. Der Leser sollte seinen Arzt, Gesundheitsdienstleister oder eine andere kompetente Fachkraft konsultieren, bevor er Vorschläge aus diesem Buch übernimmt oder Schlussfolgerungen zieht. Der Autor und der Herausgeber lehnen ausdrücklich jegliche Verantwortung für jegliche Haftung, Verluste oder Risiken persönlicher oder sonstiger Art ab, die sich direkt oder indirekt aus der Nutzung und Anwendung der Inhalte dieses Buches ergeben.

NOTIZ

Alle Rezepte in diesem Buch sind für vier Personen konzipiert. Bei dieser Menge müssen die in den Rezepten angegebenen Zutaten berücksichtigt werden. Wenn Sie die Portion ändern müssen, empfiehlt es sich, die Dosierung der Zutaten proportional anzupassen. Es wird außerdem empfohlen, die Zubereitungs- und Kochanweisungen sorgfältig zu befolgen, um das beste Ergebnis zu erzielen. Wenn wir in diesem Buch von „einer Tasse" als Maßeinheit für Zutaten sprechen, meinen wir die Verwendung einer handelsüblichen Küchentasse mit einem Fassungsvermögen von etwa 240 Millilitern. Um die richtigen Mengen an Zutaten zu erhalten, ist es wichtig, einen Messbecher zu verwenden. Wenn Sie keinen Messbecher haben, können Sie einen Messbecher mit Skala verwenden und dabei darauf achten, dass die angegebenen Proportionen korrekt eingehalten werden. Hier sind einige Beispiele: 1 Tasse Mehl 100 gr. 1 Tasse Reis 200 gr. 1 Tasse Quinoa 200 gr

REZEPTE FÜR VORSPEISEN

REZEPTE ERSTEN GÄNGE

REZEPTE ZWEITEN GÄNGE

210 SCHWEINESTEAK MIT GEKOCHTER APFELSAUCE.

212 LACHS MIT RUKOLA-PESTO MIT QUINOA-SEITE.

214 HÜHNERCURRY MIT GEGRILLTER AUBERGINE.

216 GEBACKENES BALKENFILET MIT TOMATEN.

218 SENFHÄHNCHENBRUST MIT LINSENSALAT.

220 GEGRILLTER LACHS MIT SÜBER CHILI-SAUCE.

222 ROSMARIN-SCHWEINEFLEISCH MIT SÜSSKARTOFFELBEILAGE.

224 GEGRILLTES HÄHNCHEN MIT MANGO-AVOCADO-SAUCE.

226 ZITRONEN-TILAPIA MIT SAUTEIERTEM SPINAT.

228 ENTENBRUST MIT HIMBEERSOSSE.

230 HÜHNERCURRY MIT GEGRILLTER ZUCCHINI-SEITE.

232 GEGRILLTES RINDERSTEAK MIT CAPRESE-SALAT.

234 BASILIKUM-LACHS MIT BASMATI-REIS.

236 KABELJAUFILET MIT ZITRUSSAUCE UND ROTEN ZWIEBELN.

238 SCHWARZES PFEFFER-HÄHNCHEN MIT GRÜNER BOHNENSEITE.

240 SENFLACHS MIT BROCCOLINI.

242 HÄHNCHEN MIT THYMIAN, MIT PILZEINSAUCE BEIGELEGT.

244 SCHWEINESTEAK MIT SENF UND HONIGSOSSE.

246 ROSMARIN LACHS MIT QUINOA UND GEMÜSE.

248 HÜHNERBRUST MIT DIJON-SENF MIT BROKKOLI.

250 TILAPIA MIT CURRY MIT QUINOA-SEITE.

252 BASILIKUM-HÄHNCHEN MIT KICHERERBSEN-TOMATEN-SALAT.

254 GEGRILLTES BASSFILET MIT ZITRONEN-BASILIKUM-SAUCE.

256 ZITRONEN-ROSMARIN-HÄHNCHEN MIT SÜSSKARTOFFELN

EINLEITUNG WAS IST DIE VOLUMETRISCHE DIÄT

Die volumetrische Diät ist ein Ernährungsansatz, der von der Ernährungswissenschaftlerin Barbara Rolls, PhD, entwickelt wurde und auf diesem Konzept basiert der Energiedichte von Lebensmitteln. Unter Energiedichte versteht man die Menge an Kalorien, die in einer bestimmten Nahrungsmenge enthalten ist. Lebensmittel mit niedriger Energiedichte enthalten weniger Kalorien pro Gramm, während Lebensmittel mit hoher Energiedichte mehr enthalten. Das Hauptziel der volumetrischen Diät besteht darin, Menschen dabei zu helfen, Gewicht zu verlieren und ein gesundes Gewicht zu halten, ohne die Portionen drastisch reduzieren zu müssen oder sich benachteiligt zu fühlen. Dies wird erreicht, indem der Verzehr von Lebensmitteln mit niedriger Energiedichte gefördert wird, die typischerweise viel Wasser und Ballaststoffe enthalten, wie Obst, Gemüse, Suppen auf Brühenbasis und Vollkornprodukte. Grundprinzipien der volumetrischen Diät 1. Essen Sie mehr, nicht weniger: Im Gegensatz zu vielen Diäten, die die Portionsgrößen drastisch reduzieren, ermutigt Sie die Volumetrische Diät, große Mengen an Lebensmitteln mit niedriger Energiedichte zu sich zu nehmen, damit Sie sich satt und zufrieden fühlen. 2. Konzentrieren Sie sich auf die Energiedichte: Es ist wichtig zu lernen, Lebensmittel mit geringer Energiedichte zu erkennen und auszuwählen. Diese Lebensmittel sind reich an Wasser und Ballaststoffen, aber kalorienarm, sodass Sie größere Portionen ohne übermäßige Kalorienaufnahme essen können. 3. Ausgewogene Mahlzeiten: Die Ernährung fördert ein Gleichgewicht zwischen Kohlenhydraten, Proteinen und Fetten und stellt so sicher, dass jede Mahlzeit ernährungsphysiologisch vollständig ist. 4. Integrieren Sie Bewegung: Regelmäßige körperliche Aktivität ist ein wesentlicher Bestandteil der volumetrischen Diät, da sie dabei hilft, Kalorien zu verbrennen und einen gesunden Stoffwechsel aufrechtzuerhalten. Vorteile der volumetrischen Diät 1. Nachhaltiger Gewichtsverlust: Die Diät fördert einen allmählichen und nachhaltigen Gewichtsverlust und verringert die Wahrscheinlichkeit einer erneuten Gewichtszunahme. 2. Verbesserte allgemeine Gesundheit: Der Verzehr nährstoffreicher Lebensmittel mit geringer Energiedichte kann die allgemeine Gesundheit verbessern und das Risiko chronischer Krankheiten wie Diabetes, Herzerkrankungen und Bluthochdruck verringern. 3. Einfache Wartung: Da keine strengen Einschränkungen oder Kalorienzählen erforderlich sind, ist die volumetrische Diät langfristig einfacher durchzuhalten als andere, strengere Diäten. Fazit: Die Volumetrische Diät stellt einen ausgewogenen und nachhaltigen Ansatz zur Gewichtskontrolle und Gesundheits förderung dar.

DIE GRUNDSÄTZE DER VOLUMETRISCHEN DIÄT

Die Volumetrische Diät basiert auf einigen Grundprinzipien, die zu einer gesunden und nachhaltigen Gewichtsabnahme beitragen, ohne auf den Genuss des Essens zu verzichten. Hier sind die Grundprinzipien der Diät: 1. Die Energiedichte der Nahrung Die Energiedichte ist das zentrale Konzept der volumetrischen Diät. Es bezieht sich auf die Menge an Kalorien, die in einem Gramm Lebensmittel enthalten ist. Lebensmittel können anhand ihrer Energiedichte in vier Hauptkategorien eingeteilt werden: - Niedrige Energiedichte: Lebensmittel mit wenigen Kalorien pro Gramm, wie Obst und Gemüse. - Moderate Energiedichte: Lebensmittel mit einer moderaten Menge an Kalorien pro Gramm, wie Vollkornprodukte und Hülsenfrüchte. - Hohe Energiedichte: Lebensmittel mit vielen Kalorien pro Gramm, wie zum Beispiel Nüsse und Samen. - Sehr hohe Energiedichte: Lebensmittel mit einer hohen Kalorienkonzentration pro Gramm, wie zum Beispiel Süßigkeiten und verpackte Snacks. 2. Wie Sättigung funktioniert Die volumetrische Diät nutzt das Konzept der Sättigung, das heißt das Sättigungsgefühl und die Zufriedenheit, die Sie nach dem Essen verspüren. Lebensmittel, die reich an Wasser und Ballaststoffen sind, neigen dazu, Ihren Magen zu füllen, ohne viele Kalorien hinzuzufügen, sodass Sie große Portionen essen können, ohne an Gewicht zuzunehmen. Dies trägt dazu bei, Ihre Gesamtkalorienaufnahme zu reduzieren, ohne dass Sie sich hungrig oder benachteiligt fühlen. 3. Lebensmittelkategorien nach Kaloriendichte Die volumetrische Diät unterteilt Lebensmittel nach ihrer Kaloriendichte, wobei der Verzehr von Lebensmitteln mit geringer Dichte gefördert und der Verzehr von Lebensmitteln mit hoher Dichte eingeschränkt wird. Die Kategorien sind: - Kategorie 1: Lebensmittel mit geringer Kaloriendichte (weniger als 0,6 Kalorien pro Gramm). Beispiele: Obst, nicht stärkehaltiges Gemüse, Suppen auf Brühenbasis. - Kategorie 2: Lebensmittel mit mittlerer Kaloriendichte (0,6–1,5 Kalorien pro Gramm). Beispiele: stärkehaltiges Obst und Gemüse, Hülsenfrüchte, Vollkornprodukte. - Kategorie 3: Lebensmittel mit hoher Kaloriendichte (1,5–4 Kalorien pro Gramm). Beispiele: mageres Fleisch, fettarme Milchprodukte. - Kategorie 4: Lebensmittel mit sehr hoher Kaloriendichte (mehr als 4 Kalorien pro Gramm). Beispiele: Süßigkeiten, verpackte Snacks, frittierte Lebensmittel. 4. Planung von Mahlzeiten und Snacks Die volumetrische Diät betont, wie wichtig es ist, Mahlzeiten und Snacks so zu planen, dass sie eine Vielzahl von Lebensmitteln mit niedriger Energiedichte umfassen. Dies trägt nicht nur zur Aufrechterhaltung des Sättigungsgefühls bei, sondern sorgt auch für eine ausgewogene Zufuhr essentieller Nährstoffe. 5. Gleichgewicht zwischen Kohlenhydraten, Proteinen und Fetten Ein weiteres Grundprinzip ist das Gleichgewicht zwischen Kohlenhydraten, Proteinen und

Fetten. Die Diät schließt keine Lebensmittelgruppe aus, sondern ermutigt Sie, Nährstoffquellen auszuwählen und die Aufnahme kalorienreicher Lebensmittel in Maßen zu halten. 6. Körperliche Aktivität Körperliche Aktivität ist ein wesentlicher Bestandteil der volumetrischen Diät. Regelmäßige Bewegung hilft dabei, Kalorien zu verbrennen, den Stoffwechsel zu verbessern und die Muskelmasse zu erhalten, was zu einer gesunden und nachhaltigen Gewichtsabnahme beiträgt.

BEGINNEN SIE MIT DER VOLUMETRISCHEN DIÄT

Mit der volumetrischen Diät zu beginnen mag wie eine große Umstellung erscheinen, aber mit ein wenig Planung und Vorbereitung können Sie diesen Ernährungsstil problemlos übernehmen. Hier sind die grundlegenden Schritte für den Einstieg: 1. Bewerten Sie Ihre Essgewohnheiten Bevor Sie beginnen, ist es sinnvoll, eine Selbsteinschätzung Ihrer Essgewohnheiten durchzuführen. Notieren Sie sich, was Sie in einer typischen Woche essen, einschließlich der Mengen und Arten der verzehrten Lebensmittel. Dies wird Ihnen helfen, Bereiche zu identifizieren, in denen Sie Verbesserungen vornehmen können. 2. Setzen Sie sich realistische Ziele. Setzen Sie klare, realistische Ziele für Ihre Ernährung und Ihren Lebensstil. Sie können sich zum Beispiel das Ziel setzen, über einen bestimmten Zeitraum eine bestimmte Menge Gewicht zu verlieren oder bestimmte Aspekte Ihrer Gesundheit zu verbessern.

3. Bereiten Sie die Speisekammer vor und erledigen Sie die Einkäufe Bei der volumetrischen Diät ist es wichtig, die richtigen Lebensmittel zur Verfügung zu haben. Hier sind einige Tipps für den Lebensmitteleinkauf und die Vorbereitung Ihrer Speisekammer: - Obst und Gemüse: Stellen Sie sicher, dass Sie eine Auswahl an frischem, gefrorenem oder konserviertem Obst und Gemüse (ohne Zuckerzusatz) haben. - Vollkorn: Wählen Sie Vollkornbrot, Vollkornnudeln, braunen Reis und Hafer. - Mageres Protein: Schließen Sie magere Proteinquellen wie hautloses Huhn, Fisch, Hülsenfrüchte und fettarme Milchprodukte ein. - Gesunde Snacks: Packen Sie gesunde Snacks wie fettarmen Joghurt, frisches Obst, geschnittenes Gemüse und Hummus ein. **4. Mahlzeiten planen** Die Planung von Mahlzeiten ist für die Einhaltung der volumetrischen Diät von entscheidender Bedeutung. Hier ist ein Beispiel für ein Tagesmenü: - Frühstück: Griechischer Joghurt mit frischem Obst und einer Handvoll Vollkornprodukten. –

Vormittagssnack: Ein Apfel und eine kleine Handvoll Mandeln. - Mittagessen: Gemüsesalat mit gegrilltem Hähnchen, begleitet von einer Suppenbasis von Brühe. - Nachmittagssnack: Babykarotten mit Hummus. - Abendessen: Gebackenes Fischfilet mit Quinoa und gegrilltem Gemüse. - Nachtisch: Frisches Obst oder ein kleines Fruchtsorbet. 5. Nehmen Sie schrittweise Änderungen vor. Nehmen Sie zunächst kleine Änderungen an Ihrer täglichen Ernährung vor. Ersetzen Sie nach und nach Lebensmittel mit hoher Energiedichte durch Lebensmittel mit niedriger Dichte. Erhöhen Sie Ihren Verzehr von Obst und Gemüse und reduzieren Sie den Verzehr von verarbeiteten und zuckerhaltigen Lebensmitteln. 6. Verfolgen Sie Ihre Fortschritte. Verfolgen Sie Ihre Fortschritte, sowohl im Hinblick auf die Gewichtsabnahme als auch auf die Verbesserung der allgemeinen Gesundheit. Verwenden Sie ein Ernährungstagebuch oder eine App, um aufzuzeichnen, was Sie essen und wie Sie sich fühlen.

STRATEGIEN ZUM ERFOLG

BEWÄLTIGEN SIE HEISSHUNGERATTACKEN UND SNACKS. GEHEN SIE AUSWÄRTS ESSEN

Heißhunger bewältigen

Machen Sie es rechtzeitig: Wenn Sie wissen, dass Sie einen anstrengenden Abend oder einen schwachen Moment haben werden, bereiten Sie im Voraus einen gesunden Snack zu.

Wählen Sie gesunde Alternativen: Wenn Sie Lust auf etwas Süßes haben, entscheiden Sie sich für frisches Obst oder griechischen Joghurt mit Früchten. Wenn Sie etwas Herzhaftes bevorzugen, bereiten Sie rohes Gemüse mit Hummus oder Guacamole zu.

Lenken Sie Ihren Geist ab: Wenn Sie ein Verlangen verspüren, versuchen Sie, sich abzulenken, indem Sie einen Spaziergang machen, einen Freund anrufen oder einem Hobby nachgehen. Das Trinken eines Glases Wasser kann helfen, den Essdrang zu unterdrücken.

Schlafen Sie ausreichend: Schlafmangel kann das Verlangen nach zuckerhaltigen und fetthaltigen Lebensmitteln verstärken.

Auswärts essen

Planen Sie im Voraus: Bevor Sie losfahren, werfen Sie einen Blick auf die Online-Speisekarte des Restaurants, um eine Vorstellung davon zu bekommen, was Sie bestellen können. **Wählen Sie gesunde Gerichte:** Entscheiden Sie sich für Gerichte, die auf Gemüse, magerem Eiweiß und Vollkorn basieren. Vermeiden Sie frittierte Lebensmittel, fetthaltige Soßen und übermäßig verarbeitete Lebensmittel. **Bitten Sie um Änderungen:** Scheuen Sie sich nicht, den Kellner zu bitten, Änderungen am Gericht vorzunehmen, z. B. die Soße wegzulassen oder Gemüse hinzuzufügen. **Überprüfen Sie Ihre Portionen:** Die Portionen in Restaurants sind oft groß. Erwägen Sie, einen Teller mit einem Freund zu teilen oder Essensreste mit nach Hause zu nehmen.

VORTEILE DER VOLUMETRISCHEN DIÄT

Vorteile für Gewichtsverlust, längeres Sättigungsgefühl: Der Verzehr umfangreicher, kalorienarmer Lebensmittel trägt dazu bei, das Sättigungsgefühl länger aufrechtzuerhalten, verringert den Wunsch nach unnötigen Snacks und erleichtert die Portionskontrolle. Kein Entzugsgefühl: Im Gegensatz zu vielen anderen restriktiven Diäten können Sie bei der volumetrischen Diät mehr essen und so Hunger- und Frustrationsgefühle vermeiden. Schrittweiser und nachhaltiger Gewichtsverlust: Der Gewichtsverlust erfolgt langsam und stetig, was eine langfristige Änderung des Lebensstils fördert und das Risiko einer erneuten Gewichtszunahme verringert. Verbesserter Stoffwechsel: Der regelmäßige Verzehr von ballaststoffreichen Lebensmitteln regt den Stoffwechsel an und fördert so die Fettverbrennung. Gesundheits vorteile: Höhere Nährstoffaufnahme: Die volumetrische Diät fördert den Verzehr von Obst, Gemüse, Vollkornprodukten und Hülsenfrüchten, Lebensmitteln, die reich an Vitaminen, Mineralien und Ballaststoffen sind und für das allgemeine Wohlbefinden unerlässlich sind. Reduziertes Risiko chronischer Krankheiten: Durch den Verzehr vollwertiger, minimal verarbeiteter Lebensmittel kann die volumetrische Diät dazu beitragen, das Risiko von Herz-Kreislauf-Erkrankungen, Typ-2-Diabetes und einigen Krebsarten zu verringern. Verbesserte Verdauung: Der hohe Ballaststoffgehalt fördert die Darmregel mäßigkeit und verbessert die Gesundheit der Darmmikrobiota. Erhöhte Energie: Der Verzehr nahrhafter, sättigender Leben smittel liefert die Energie, die Sie benötigen, um den Tag zu überstehen. Zusammen fassend handelt es sich bei der volumetrischen Diät um einen gesunden und ausgewogenen Ernährungsansatz, der es Ihnen ermöglicht, schrittweise und nachhaltig abzunehmen und gleichzeitig Ihre Gesundheit zu verbessern.

ABSCHLUSS UND ZUKUNFT DER VOLUMETRISCHEN DIÄT

Die volumetrische Diät hat sich mit ihrem praktischen und nachhaltigen Ansatz als eine tolle Option für alle erwiesen, die abnehmen und ihre Gesundheit verbessern möchten. Aber was können wir für die Zukunft erwarten? Die volumetrische Diät: Eine vielversprechende Zukunft Zunehmende Beliebtheit: Aufgrund ihrer Einfachheit und echten Ergebnisse erfreut sich die volumetrische Diät weltweit immer größerer Beliebtheit. Kontinuierliche Weiterentwicklung der wissenschaftlichen Forschung: Die wissenschaftliche Gemeinschaft untersucht weiterhin die Mechanismen, die der volumetrischen Diät zugrunde liegen, und liefert immer neue Beweise für ihre Wirksamkeit. Anpassung an individuelle Bedürfnisse: Die volumetrische Diät ist äußerst flexibel und kann an die Bedürfnisse und Vorlieben jedes Einzelnen angepasst werden. Integration mit anderen

Lebensstilen: Die volumetrische Diät kann sein lässt sich leicht in andere gesunde Lebensstile wie körperliche Aktivität integrieren. Herausforderungen und Chancen Mythen, die es zu zerstreuen gilt: Es ist wichtig, weiterhin mit falschen Mythen und falschen Informationen über die volumetrische Ernährung aufzuräumen, um korrekte Informationen zu fördern und Menschen dabei zu helfen, fundierte Entscheidungen zu treffen. Personalisierung: Mit fortschreitender Technologie wird es immer wichtiger, personalisierte Tools zu entwickeln, die Menschen bei der Erstellung maßgeschneiderter Essenspläne unterstützen. Nachhaltigkeit: Die volumetrische Ernährung kann zu einer nachhaltigeren Ernährung beitragen und lokale und saisonale Lebensmittel bevorzugen. Schlussfolgerungen Die volumetrische Diät stellt einen vielversprechenden und nachhaltigen Ernährungsansatz für die Zukunft dar. und ausgewogenen Lebensstil übernehmen werden.

FRÜHSTÜCKS REZEPTE

FRUCHT-SMOOTHIE UND GRIECHISCHER JOGHURT

Zubereitungszeit: 10 Minuten

Zutaten

für 4 Personen

4 Tassen fettarmer griechischer Joghurt –

2 Tassen gemischte Beeren

(Erdbeeren, Blaubeeren, Himbeeren) -

2 Bananen -

4 Esslöffel Chiasamen -

2 Tassen frischer Spinat -

2 Tassen Wasser oder Magermilch -

Vorbereitung

1. Alle Zutaten in einen Mixer geben . 2. Mixen, bis eine glatte Masse entsteht. 3. In 4 Gläser füllen und sofort servieren.

HAFERBREI MIT ÄPFELN UND ZIMT

Zubereitungszeit: 15 Minuten

für 4 Personen

Zutaten

2 Tassen ganze Haferflocken

4 Tassen Wasser oder Magermilch

4 kleine Äpfel, in Würfel geschnitten

4 Teelöffel gemahlener Zimt

4 Esslöffel Rosinen

Eine Prise Salz

Vorbereitung

1. In einem großen Topf Wasser oder Milch zum Kochen bringen. 2. Haferflocken und eine Prise Salz hinzufügen, die Hitze reduzieren und etwa 5 Minuten köcheln lassen, dabei gelegentlich umrühren. 3. Apfelwürfel, Rosinen und Zimt hinzufügen und weitere 5 Minuten kochen, bis die Haferflocken weich und die Äpfel gar sind. 4. Bei Bedarf etwas Süßstoff hinzufügen. 5. Den Porridge in 4 Schüsseln füllen und heiß genießen. Diese Rezepte sind schnell zubereitet und perfekt für ein gesundes und sättigendes Frühstück für die ganze Familie.

OMELETT MIT GEMÜSE

Zubereitungszeit: 10 Minuten

Kochzeit: 15 Minuten

Dosierung: 4 Personen

Zutaten:

8 Eier

1/2 Zwiebel gehackt

1 rote Paprika in Würfel schneiden

1 Zucchini in Scheiben schneiden

100 g frischer Spinat

Salz und Pfeffer nach Geschmack

Extra natives Olivenöl nach Geschmack

Vorbereitung

In einer beschichteten Pfanne etwas Öl erhitzen und die Zwiebel anbraten. Paprika und Zucchini hinzufügen und einige Minuten kochen lassen, bis das Gemüse weich ist. Den Spinat dazugeben und kochen, bis er zusammengefallen ist. In einer Schüssel die Eier mit Salz und Pfeffer verquirlen. Die Eiermischung über das Gemüse in der Pfanne gießen. Bei mittlerer Hitze kochen, dabei die Pfanne abdecken, bis das Omelett auch innen gar ist. Das Omelett in Quadrate schneiden und heiß servieren.

VOLLKORNTOAST MIT AVOCADO UND EI

Zubereitungszeit: 5 Minuten

Kochzeit: 5 Minuten

Dosierung: 4 Personen

Zutaten:

4 Scheiben Vollkornbrot

2 reife Avocados

4 Eier

Salz und Pfeffer nach Geschmack

Vorbereitung

Toasten Sie das Brot. Die Avocado mit einer Gabel zerdrücken und auf den Brotscheiben verteilen. Kochen Sie die Eier nach Ihren Wünschen (gebraten, Rührei, hartgekocht). Die Eier auf dem Avocadotoast anrichten und mit Salz und Pfeffer würzen.

SMOOTHIE MIT OBST, GEMÜSE UND PROTEINPULVER

Zubereitungszeit: 5 Minuten

Zutaten:

1 reife Banane

1 Handvoll Spinat

1/2 Apfel

1 Esslöffel Chiasamen

1 Messlöffel Proteinpulver (nach Geschmack)

Pflanzenmilch (oder Kuhmilch) nach Geschmack

Vorbereitung

Geben Sie alle Zutaten in den Mixer. Alles glatt rühren. Sofort servieren. Tipps: Individualisieren: Sie können die Zutaten je nach Geschmack und Jahreszeit variieren. Sie können beispielsweise anderes Gemüse wie Karotten oder Sellerie oder Früchte wie Beeren oder Ananas hinzufügen.

REZEPTE FÜR VORSPEISEN

VOLLKORNBROT-CANAPÉS MIT HUMMUS UND GURKEN

Zubereitungszeit: 10 Minuten

Kochzeit: 0 Minuten

Dosierung der Zutaten für 4 Personen:

4 Scheiben Vollkornbrot

1 Tasse Hummus

(vorbereitet oder gekauft)

2 Gurken, in dünne Scheiben schneiden

Salz und Pfeffer nach Geschmack

Frische Petersilienblätter nach Geschmack

(optional, zum Garnieren)

Vorbereitung:

Die Vollkornbrotscheiben leicht rösten. Auf jede Brotscheibe eine großzügige Menge Hummus streichen. Auf jeder Brotscheibe die Gurkenscheiben auf dem Hummus anordnen. Mit Salz und Pfeffer abschmecken. Nach Belieben mit frischen Petersilienblättern garnieren. Servieren Sie die Vollkornbrot-Canapés mit Hummus und Gurken als Vorspeise oder leichten Snack.

HUMMUS MIT GEMÜSESTICKS

Zubereitungszeit: 15 Minuten

Kochzeit: 0 Minuten

Dosierung der Zutaten für 4 Personen:

1 Dose (400 g) Kichererbsen, abgetropft und abgespült

Saft von 1 Zitrone

2 Esslöffel Tahini

2 Knoblauchzehen

2-3 Esslöffel natives Olivenöl extra

Salz und Pfeffer nach Geschmack

Rohes Gemüse Ihrer Wahl (Karotten,

Sellerie, Paprika, Gurken)

Zum Servieren in Stifte schneiden

Vorbereitung:

Kichererbsen, Zitronensaft, Tahini, Knoblauchzehen, Olivenöl, Salz und Pfeffer in einen Mixer geben. Alle Zutaten vermischen, bis eine cremige Masse entsteht. Geben Sie bei Bedarf etwas Wasser hinzu, um die gewünschte Konsistenz zu erhalten. Den Hummus zusammen mit den Gemüsesticks in einer Schüssel servieren.

AUBERGINEN-ROLLATINI MIT RICOTTA UND SPINAT

Zubereitungszeit: 30 Minuten

Kochzeit: 20–25 Minuten

Dosierung der Zutaten für 4 Personen:

2 lange Auberginen

250 g Ricotta

200 g frischer Spinat

1 Tasse Tomatensauce

1/2 Tasse geriebener Käse

(wie Parmesan oder Pecorino)

Extra natives Olivenöl nach Geschmack

Salz und Pfeffer nach Geschmack

Frischer Basilikum nach Geschmack (zum Garnieren)

Vorbereitung:

Die Auberginen in lange, dünne Scheiben schneiden. Sie können gegrillt oder in einer beschichteten Pfanne mit etwas Olivenöl goldbraun gegart werden. Bereiten Sie in der Zwischenzeit die Füllung vor: Kochen Sie den Spinat in einer Pfanne mit etwas Olivenöl, bis er weich wird, und vermischen Sie ihn dann mit Ricotta und geriebenem Käse. Mit Salz und Pfeffer abschmecken. Jede Auberginenscheibe mit der Ricotta-Spinat-Füllung bestreichen und aufrollen. Legen Sie die Rollatini auf ein Backblech und bedecken Sie sie mit der Tomatensauce. Mit zusätzlichem geriebenem Käse bestreuen. Im Ofen bei 180 °C etwa 20–25 Minuten backen oder bis der Käse goldbraun ist. Servieren Sie die Auberginen-Rollatini mit scharfem Ricotta und Spinat, garniert mit frischen Basilikumblättern.

ORANGENSALAT MIT OLIVEN UND ROTEN ZWIEBELN

Zubereitungszeit: 15 Minuten

Kochzeit: 0 Minuten

Dosierung der Zutaten für 4 Personen:

4 Orangen, geschält und in dünne Scheiben geschnitten

1/2 Tasse schwarze Oliven, entkernt und in Scheiben geschnitten

Frische Minzblätter nach Geschmack

Extra natives Olivenöl nach Geschmack

Zitronensaft nach Geschmack

Salz und Pfeffer nach Geschmack

Vorbereitung:

Ordnen Sie die Orangenscheiben auf einem Servierteller an. Die geschnittenen roten Zwiebeln und schwarzen Oliven gleichmäßig über die Orangen streuen. Fügen Sie nach Belieben frische Minzblätter hinzu, um einen Hauch von Frische zu erhalten. Mit nativem Olivenöl extra, Zitronensaft, Salz und Pfeffer abschmecken. Alle Zutaten vorsichtig vermischen. Servieren Sie den Orangensalat mit Oliven und roten Zwiebeln als Vorspeise oder leichte Beilage.

PUTENFLEISCHBÄLLCHEN MIT ZITRONENSAUCE

Zubereitungszeit: 20 Minuten

Kochzeit: 20 Minuten

Dosierung der Zutaten für 4 Personen:

500 g gehacktes Putenfleisch

1/2 Zwiebel, fein gehackt

2 Knoblauchzehen, fein gehackt

1 Ei

1/2 Tasse Semmelbrösel

2 Esslöffel gehackte frische Petersilie

Salz und Pfeffer nach Geschmack

Extra natives Olivenöl nach Geschmack

Abgeriebene Schale und Saft von 1 Zitrone

Griechischer Joghurt oder Mayonnaise für die Soße

Vorbereitung:

In einer Schüssel Putenhackfleisch, Zwiebel, Knoblauch, Ei, Semmelbrösel, Petersilie, geriebene Zitronenschale, Salz und Pfeffer glatt rühren. Aus der Putenmischung Fleischbällchen der gewünschten Größe formen. Etwas Olivenöl in einer beschichteten Pfanne erhitzen und die Fleischbällchen von allen Seiten goldbraun braten und innen vollständig garen (ca. 15–20 Minuten). Bereiten Sie in der Zwischenzeit die Zitronensauce zu, indem Sie den griechischen Joghurt oder die Mayonnaise mit dem Zitronensaft, Salz und Pfeffer nach Geschmack vermischen. Servieren Sie die Putenfleischbällchen mit der Zitronensauce als zweiten Gang und servieren Sie dazu einen frischen Salat oder eine Beilage Ihrer Wahl.

HÜHNERLEBERPASTETE MIT VOLLKORN-CROSTINI

Zubereitungszeit: 20 Minuten

Kochzeit: 15 Minuten

Dosierung der Zutaten für 4 Personen:

250 g Hühnerleber

1 Zwiebel, gehackt

2 Knoblauchzehen, fein gehackt

2 Esslöffel Butter

2 Esslöffel Brandy oder trockener Weißwein (optional)

Salz und Pfeffer nach Geschmack

Zum Servieren Vollkorn-Croutons oder Toast

Vorbereitung:

In einer Pfanne die Butter bei mittlerer Hitze schmelzen und die Zwiebel und den Knoblauch hinzufügen. Goldbraun kochen. Geben Sie die Hühnerleber in die Pfanne und kochen Sie sie, bis sie gut gegart ist und keine rosafarbenen Teile mehr darin aufweist. Falls gewünscht, Brandy oder trockenen Weißwein hinzufügen und einige Minuten kochen lassen, um den Alkohol zu reduzieren. Alles in die Schüssel eines Mixers geben und glatt rühren. Mit Salz und Pfeffer abschmecken. Als Vorspeise die Hühnerleberpastete mit Vollkorncroutons servieren.

GEGRILLTE AUBERGINEN MIT TOMATENSAUCE

Zubereitungszeit: 15 Minuten

Kochzeit: 15–20 Minuten

Dosierung der Zutaten für 4 Personen:

2 mittelgroße Auberginen

Extra natives Olivenöl nach Geschmack

Salz und Pfeffer nach Geschmack

2 Tassen Tomatensauce (zubereitet oder gekauft)

Geriebener Käse (z. B. Parmesan) zum Garnieren

Frischer Basilikum nach Geschmack (zum Garnieren)

Vorbereitung:

Die Auberginen in dünne Scheiben
schneiden. Die Auberginenscheiben mit
Olivenöl bestreichen und mit Salz und
Pfeffer würzen. Erhitzen Sie einen Grill oder
eine Grillpfanne und kochen Sie die
Auberginenscheiben, bis sie gut markiert
und gar sind. In der Zwischenzeit die
Tomatensauce in einer Pfanne erhitzen.
Wenn die Auberginen fertig sind, servieren
Sie sie heiß mit der Tomatensauce,
geriebenem Käse und frischen
Basilikumblättern nach Geschmack.

GUACAMOLE MIT MAIS CHIPS

Zubereitungszeit: 15 Minuten

Kochzeit: 10 Minuten

(für die Maischips, falls selbstgemacht)

Dosierung der Zutaten für 4 Personen:

3 reife Avocados

Saft von 2 Zitronen

1 rote Zwiebel, fein gehackt

2 Tomaten, entkernt und gewürfelt

2 Knoblauchzehen, fein gehackt

Frische Chilischote (nach Geschmack, für eine würzige Note)

Frischer Koriander nach Geschmack (optional)

Salz und Pfeffer nach Geschmack

Maischips

Vorbereitung:

Die Avocados halbieren , den Kern entfernen und das Fruchtfleisch in eine Schüssel geben. Geben Sie Zitronensaft zu den Avocados, um Oxidation zu verhindern, und zerdrücken Sie die Avocados mit einer Gabel. Rote Zwiebel, Tomaten, Knoblauch, frische Chilischote (falls gewünscht), frischen Koriander (falls gewünscht), Salz und Pfeffer hinzufügen. Alle Zutaten gut vermischen. Servieren Sie Guacamole mit Maischips als köstliche Vorspeise.

SALAT AUS KICHERERBSEN- UND GERÖSTETER PFEFFER

Zubereitungszeit: 15 Minuten

Kochzeit: 20–25 Minuten

Dosierung der Zutaten für 4 Personen:

2 Tassen gekochte Kichererbsen (abgespült

und bei Konserven abgetropft)

2 rote Paprika, geröstet, geschält

und in dünne Streifen schneiden

1/2 rote Zwiebel, fein gehackt

Gehackte frische Petersilie nach Geschmack

2 Esslöffel natives Olivenöl extra

Saft von 1 Zitrone

Salz und Pfeffer nach Geschmack

Vorbereitung:

Um die Paprika zu rösten, legen Sie sie unter den Ofengrill oder über die Herdflamme, bis die Haut schwarz wird und sich leicht ablösen lässt. Danach schneiden Sie sie, entfernen Sie die Kerne und schneiden Sie sie in Streifen. In einer Schüssel gekochte Kichererbsen, geröstete Paprika , rote Zwiebeln, gehackte frische Petersilie, Olivenöl, Zitronensaft, Salz und Pfeffer vermischen. Alle Zutaten gut vermischen. Servieren Sie den gerösteten Kichererbsen-Paprika-Salat als Vorspeise oder leichte Beilage.

GEFÜLLTE EIER MIT THUNFISCH UND OLIVEN

Zubereitungszeit: 20 Minuten

Kochzeit: 10 Minuten

Dosierung der Zutaten für 4 Personen:

8 hartgekochte Eier, geschält und der Länge nach halbiert

1 Dose abgetropfter Thunfisch (ca. 150 g)

1/4 Tasse Mayonnaise

1/4 Tasse entkernte schwarze Oliven, gehackt

2 Esslöffel Kapern, fein gehackt

1 Teelöffel Senf

Salz und Pfeffer nach Geschmack

Süßes Paprikapulver (optional, zum Garnieren)

Vorbereitung:

Die hartgekochten Eier der Länge nach halbieren und das Eigelb entfernen. In einer Schüssel das Eigelb zerdrücken und mit dem abgetropften Thunfisch, Mayonnaise, gehackten Oliven, Kapern, Senf, Salz und Pfeffer vermischen. Die Mischung sollte cremig werden. Die Eihälften mit der Thunfisch-Ei-Mischung füllen. Nach Belieben mit einer Prise süßem Paprika garnieren. Servieren Sie die gefüllten Eier mit Thunfisch und Oliven als Vorspeise oder Aperitifgericht.

KÜRBISPFANNKUCHEN

Zubereitungszeit: 20 Minuten

Kochzeit: 15 Minuten

Dosierung der Zutaten für 4 Personen:

500 g Kürbis, geschält und in Würfel geschnitten

1 Ei

1/2 Tasse Mehl

1 Teelöffel Backpulver

1/4 Tasse Milch

2 Esslöffel Zucker

1/2 Teelöffel gemahlener Zimt

Frittieröl

Puderzucker (optional, zum Garnieren)

Vorbereitung:

Kochen Sie den Kürbis, bis er weich ist, lassen Sie ihn dann abtropfen und pürieren Sie ihn zu einem Püree. In einer Schüssel Kürbispüree, Ei, Mehl, Backpulver, Milch, Zucker und Zimt glatt rühren. Etwas Öl in einer beschichteten Pfanne bei mittlerer Hitze erhitzen. Geben Sie mit einem Löffel Portionen des Teigs in die Pfanne und backen Sie die Pfannkuchen auf beiden Seiten goldbraun (ca. 2–3 Minuten pro Seite). Lassen Sie die Pfannkuchen auf saugfähigem Papier abtropfen, um überschüssiges Öl zu entfernen. Nach Belieben vor dem Servieren mit Puderzucker garnieren. Servieren Sie die Kürbisküchlein als Vorspeise oder Dessert.

RÜBEN-CARPACCIO MIT FETA-KÄSE

Zubereitungszeit: 15 Minuten

Kochzeit: 0 Minuten

Dosierung der Zutaten für 4 Personen:

4 mittelgroße Rote Bete,

geschält und in dünne Scheiben geschnitten

100 g Feta-Käse, zerbröckelt

Gehackte Walnüsse nach Geschmack

Gehackte frische Petersilie nach Geschmack

Extra natives Olivenöl nach Geschmack

Zitronensaft nach Geschmack

Salz und Pfeffer nach Geschmack

Vorbereitung:

Die Rote Bete in dünne Scheiben schneiden und auf einem Servierteller anrichten. Den zerbröckelten Feta-Käse gleichmäßig auf den Rüben verteilen. Nach Geschmack die gehackten Walnüsse und die gehackte frische Petersilie hinzufügen. Mit nativem Olivenöl extra, Zitronensaft, Salz und Pfeffer abschmecken. Servieren Sie das Rote-Bete-Carpaccio mit Feta-Käse als Vorspeise oder leichte Beilage.

KANADEN MIT GERÄUCHERTEM LACHS

Zubereitungszeit: 10 Minuten

Kochzeit: 0 Minuten

Dosierung der Zutaten für 4 Personen:

8 Scheiben Schwarz- oder Vollkornbrot

200 g geräucherter Lachs

150 g streichfähiger Käse

(Frischkäse oder Philadelphia)

Nach Geschmack dünn geschnittene rote Zwiebeln

Kapern nach Geschmack

Frischer Dill nach Geschmack

Zitronensaft nach Geschmack

Schwarzer Pfeffer nach Geschmack

Vorbereitung:

Bei Bedarf die Brotscheiben leicht rösten. Jede Brotscheibe großzügig mit Frischkäse bestreichen. Die Räucherlachsscheiben auf dem Käse anrichten. Mit dünn geschnittenen roten Zwiebeln, Kapern, frischem Dill, Zitronensaft und schwarzem Pfeffer nach Geschmack garnieren. Servieren Sie die Räucherlachs-Canapés als Vorspeise oder leckeres Fingerfood.

QUINOA-SALAT MIT KICHERERBSEN UND GETROCKNETEN TOMATEN

Zubereitungszeit: 20 Minuten

Kochzeit: 15–20 Minuten

Dosierung der Zutaten für 4 Personen:

1 Tasse Quinoa

1 Dose (ca. 400 g) Kichererbsen, abgetropft und abgespült

1/2 Tasse sonnengetrocknete Tomaten in Öl, gehackt

1/2 rote Zwiebel, fein gehackt

Gehackte frische Petersilie nach Geschmack

Zitronensaft nach Geschmack

Extra natives Olivenöl nach Geschmack

Salz und Pfeffer nach Geschmack

Vorbereitung:

Spülen Sie den Quinoa gut unter fließendem Wasser ab. Quinoa nach Packungsanweisung kochen. Nach dem Garen abkühlen lassen. In einer Schüssel die abgekühlte Quinoa, abgetropfte Kichererbsen, gehackte sonnengetrocknete Tomaten, gehackte rote Zwiebeln, gehackte frische Petersilie, Zitronensaft, Olivenöl, Salz und Pfeffer nach Geschmack vermischen. Servieren Sie den Quinoa-Salat mit Kichererbsen und sonnengetrockneten Tomaten als Beilage oder leichtes Hauptgericht.

SCHINKEN UND FEIGEN CROSTINI

Zubereitungszeit: 15 Minuten

Kochzeit: 0 Minuten

Dosierung der Zutaten für 4 Personen:

8 Scheiben knuspriges Brot oder Baguette

8 Scheiben Rohschinken

4 frische Feigen, in dünne Scheiben geschnitten

Ziegenkäse (optional)

Honig zum Garnieren (optional)

Vorbereitung:

Rösten Sie die knusprigen Brot- oder Baguettescheiben leicht an. Jede Brotscheibe mit einer Scheibe Rohschinken umwickeln. Die Feigenscheiben auf dem Schinken anrichten. Nach Belieben etwas Ziegenkäse über die Feigen geben. Nach Belieben mit einem Spritzer Honig garnieren, um eine süße Note zu erhalten (optional). Servieren Sie die Schinken-Feigen-Crostini als Vorspeise oder Fingerfood.

KÄSEKÖRBE VON ZIEGE UND BLAUBEEREN

Zubereitungszeit: 15 Minuten

Kochzeit: 10 Minuten

Dosierung der Zutaten für 4 Personen:

200 g Ziegenkäse

100 g frische Blaubeeren

4 Blätter Blätterteig

Honig nach Geschmack (optional, zum Garnieren)

Gehackte Walnüsse nach Geschmack (optional, zum Garnieren)

Vorbereitung:

Schneiden Sie die Phyllo-Blätter in gleich große Quadrate. Legen Sie ein Quadrat Phyllo-Teig in eine Muffinform oder Muffinform, sodass ein Korb entsteht. Im vorgeheizten Ofen bei 180 °C etwa 8–10 Minuten backen oder bis der Blätterteig goldbraun und knusprig ist. Achten Sie darauf, dass es nicht anbrennt. In der Zwischenzeit den Ziegenkäse in Würfel schneiden. Sobald die Blätterteigkörbe abgekühlt sind, füllen Sie sie mit Ziegenkäsewürfeln und Blaubeeren. Nach Belieben mit einem Schuss Honig und gehackten Walnüssen garnieren. Servieren Sie die Ziegenkäse- und Blaubeerkörbe als Vorspeise oder Vorspeise.

ZUCCHINI-RÖLLCHEN MIT RICOTTA-KÄSE UND PETERSILIE

Zubereitungszeit: 20 Minuten

Kochzeit: 10 Minuten

Dosierung der Zutaten für 4 Personen:

2 mittelgroße Zucchini

200 g Ricotta-Käse

Gehackte frische Petersilie

nach Geschmack

Salz und Pfeffer nach Geschmack

Extra natives Olivenöl nach Geschmack

Vorbereitung:

Die Zucchini der Länge nach in dünne Scheiben schneiden. Erhitzen Sie einen Grill oder eine Grillpfanne und kochen Sie die Zucchinischeiben, bis sie gut markiert und gar sind (ca. 1–2 Minuten pro Seite). In einer Schüssel den Ricotta mit der gehackten frischen Petersilie, Salz und Pfeffer vermischen. Auf jede Zucchinischeibe eine kleine Menge der Ricottafüllung geben und aufrollen. Ordnen Sie die Zucchini-Röllchen auf einem Servierteller an und würzen Sie sie mit einem Schuss nativem Olivenöl extra. Servieren Sie die Zucchini-Röllchen mit Ricotta-Käse und Petersilie als Vorspeise oder leichte Beilage.

ARTISCHOCKEN FLADEN

Zubereitungszeit: 20 Minuten

Kochzeit: 25–30 Minuten

Dosierung der Zutaten für 4 Personen:

4 Artischocken

200 g geriebener Käse

(wie Parmesan oder Pecorino)

4 Eier

200 ml frische Sahne

Salz und Pfeffer nach Geschmack

Butter oder Olivenöl für die Formen

Vorbereitung:

Reinigen Sie die Artischocken, indem Sie die härtesten Außenblätter und dornigen Spitzen entfernen, und schneiden Sie sie dann in dünne Scheiben. In einer Pfanne die Artischockenscheiben in etwas Butter oder Olivenöl kochen, bis sie weich sind. In einer Schüssel die Eier verquirlen und den geriebenen Käse, die frische Sahne, Salz und Pfeffer hinzufügen. Gut mischen. Die Artischockenscheiben zur Ei-Käse-Mischung geben und vermischen. Einzelne Formen mit Butter oder Öl ausfetten und die Mischung hineingießen. Im vorgeheizten Ofen bei 180 °C etwa 25–30 Minuten backen oder bis die Torten goldbraun sind und sich fest anfühlen. Servieren Sie die Artischocken flans als Vorspeise oder leichtes Hauptgericht.

GEMISCHTER BOHNENSALAT MIT THUNFISCH

Zubereitungszeit: 15 Minuten

Kochzeit: 0 Minuten

Dosierung der Zutaten für 4 Personen:

2 Tassen gemischte Bohnen aus der Dose

(Cannellini, Borlotti usw.), abtropfen lassen und abspülen

1 Dose abgetropfter Thunfisch (ca. 150 g)

1 rote Zwiebel, fein gehackt

2 Tomaten, in Würfel geschnitten

Nach Geschmack entsteinte schwarze Oliven

Gehackte frische Petersilie nach Geschmack

Extra natives Olivenöl nach Geschmack

Zitronensaft nach Geschmack

Salz und Pfeffer nach Geschmack

Vorbereitung:

Mischen Sie in einer großen Schüssel die gemischten Bohnen, den abgetropften Thunfisch, die gehackten roten Zwiebeln, die gewürfelten Tomaten und die schwarzen Oliven. Mit gehackter frischer Petersilie, Olivenöl, Zitronensaft, Salz und Pfeffer abschmecken. Alle Zutaten gut vermischen, um die Gewürze gleichmäßig zu verteilen. Servieren Sie den gemischten Bohnensalat mit Thunfisch als Vorspeise oder Beilage.

MELONE MIT PARMA-SCHINKEN

Zubereitungszeit: 15 Minuten

Kochzeit: 0 Minuten

Dosierung der Zutaten für 4 Personen:

1 reife Melone, in Scheiben oder Kugeln geschnitten

8 Scheiben Parmaschinken

Frische Minzblätter nach Geschmack (optional, zum Garnieren)

Vorbereitung:

Schneiden Sie die Melone in Scheiben oder formen Sie mit einem Ausstecher Melonenkugeln. Jede Melonenscheibe oder -kugel mit einer Scheibe Parmaschinken umwickeln. Nach Belieben mit frischen Minzblättern und frisch gemahlenem schwarzem Pfeffer garnieren. Servieren Sie die Melone mit Parmaschinken als Vorspeise oder Vorspeise.

GUACAMOLE MIT GANZEN NACHOS

Zubereitungszeit: 15 Minuten

Kochzeit: 0 Minuten

Dosierung der Zutaten für 4 Personen:

3 reife Avocados

Saft von 2 Zitronen

1 rote Zwiebel, fein gehackt

2 Tomaten, entkernt und gewürfelt

2 Knoblauchzehen, fein gehackt

Frische Chilischote (nach Geschmack, für eine würzige Note)

Gehackter frischer Koriander nach Geschmack

Salz und Pfeffer nach Geschmack

Zum Servieren Vollkorn-Nachos

Vorbereitung:

Die Avocados halbieren , den Kern entfernen und das Fruchtfleisch in eine Schüssel geben. Geben Sie Zitronensaft zu den Avocados, um Oxidation zu verhindern, und zerdrücken Sie die Avocados mit einer Gabel. Rote Zwiebel, Tomaten, Knoblauch, frische Chilischote (falls gewünscht), frischen Koriander (falls gewünscht), Salz und Pfeffer hinzufügen. Alle Zutaten gut vermischen. Servieren Sie die Guacamole mit Vollkorn-Nachos als Vorspeise oder Snack.

GEFÜLLTE EIER MIT AVOCADO UND GETROCKNETEN TOMATEN

Zubereitungszeit: 20 Minuten

Kochzeit: 10 Minuten

Dosierung der Zutaten für 4 Personen:

8 hartgekochte Eier, geschält und

der Länge nach halbieren

2 reife Avocados

6-8 getrocknete Tomaten in Öl, gehackt

Saft von 1 Zitrone

Gehackte frische Petersilie nach Geschmack

(optional, zum Garnieren)

Salz und Pfeffer nach Geschmack

Vorbereitung:

Die Avocados halbieren , den Kern entfernen
und das Fruchtfleisch in eine Schüssel geben.
Die Avocados mit einer Gabel zerdrücken
und die gehackten getrockneten Tomaten
hinzufügen. Zitronensaft, Salz und Pfeffer
zur Mischung aus Avocado und
sonnengetrockneten Tomaten hinzufügen.
Die Eihälften mit der Avocadomischung
füllen. Nach Belieben mit gehackter frischer
Petersilie garnieren. Servieren Sie die
gefüllten Eier mit Avocado und getrockneten
Tomaten als Vorspeise oder Aperitifgericht.

AUBERGINENPASTETE MIT VOLLKORNBROTKRUSTEN

Zubereitungszeit: 20 Minuten

Kochzeit: 25–30 Minuten

Dosierung der Zutaten für 4 Personen:

2 mittelgroße Auberginen

2 Knoblauchzehen, fein gehackt

Saft von 1 Zitrone

3 Esslöffel natives Olivenöl extra

2 Esslöffel Tahini (Sesampaste)

Salz und Pfeffer nach Geschmack

Vollkornbrotcroûtons zum Servieren

Vorbereitung:

Den Backofen auf 200°C vorheizen. Stechen Sie die Auberginen mit einer Gabel ein und garen Sie sie 25–30 Minuten lang im Ofen oder bis sie weich sind und die Haut dunkel wird. Nach dem Garen etwas abkühlen lassen, dann schälen und das Fruchtfleisch in Stücke schneiden. In einem Mixer das Auberginenmark mit gehacktem Knoblauch, Zitronensaft, Olivenöl, Tahini, Salz und Pfeffer vermischen, bis eine cremige Konsistenz entsteht. Servieren Sie die Auberginenpastete mit Vollkornbrotcroutons als Vorspeise oder Snack.

KIRSCHTOMATEN MOZZARELLASALAT

Zubereitungszeit: 10 Minuten

Kochzeit: 0 Minuten

Dosierung der Zutaten für 4 Personen:

500 g Kirschtomaten, halbiert

200 g Büffelmozzarella, in Würfel geschnitten

Frische Basilikumblätter nach Geschmack

Extra natives Olivenöl nach Geschmack

Balsamico-Essig nach Geschmack

Salz und Pfeffer nach Geschmack

Vorbereitung:

In einer Schüssel die halbierten Kirschtomaten und den gewürfelten Büffelmozzarella vermischen. Nach Geschmack frische Basilikumblätter hinzufügen. Mit nativem Olivenöl extra, Balsamico-Essig, Salz und Pfeffer abschmecken. Alle Zutaten gut vermischen, um die Gewürze gleichmäßig zu verteilen. Servieren Sie den Kirschtomaten-Mozzarella-Salat als Vorspeise oder Beilage.

BASILIKUM-HÜHNER FLEISCHBÄLLCHEN MIT JOGHURTSAUCE

Zubereitungszeit: 20 Minuten

Kochzeit: 15 Minuten

Dosierung der Zutaten für 4 Personen:

500 g gehackte Hähnchenbrust

1/2 Zwiebel, fein gehackt

2 Knoblauchzehen, fein gehackt

1/4 Tasse frisches Basilikum, gehackt

1/4 Tasse Semmelbrösel

1/4 Tasse geriebener Parmesan

1 Ei, Salz und Pfeffer nach Geschmack

Olivenöl zum Braten

Für die Joghurtsauce:

griechischer Joghurt, Zitronensaft,

gehackter Knoblauch, Salz und Pfeffer

Vorbereitung:

In einer Schüssel gehackte Hähnchenbrust, gehackte Zwiebeln, gehackten Knoblauch, frisches Basilikum, Semmelbrösel, geriebenen Parmesan, Ei, Salz und Pfeffer vermischen. Aus der Hühnermischung Fleischbällchen formen. Erhitzen Sie das Olivenöl in einer beschichteten Pfanne und braten Sie die Fleischbällchen goldbraun und durchgegart (ca. 7–8 Minuten pro Seite). Bereiten Sie in der Zwischenzeit die Joghurtsauce zu, indem Sie griechischen Joghurt, Zitronensaft, gehackten Knoblauch, Salz und Pfeffer nach Geschmack vermischen. Servieren Sie die Basilikum-Hühnerfleischbällchen mit der Joghurtsauce als Vorspeise oder Hauptgericht.

RÄUCHERLACHS MIT SAURER SAHNE UND ROTEN ZWIEBELN

Zubereitungszeit: 10 Minuten

Kochzeit: 0 Minuten

Dosierung der Zutaten für 4 Personen:

200 g geräucherter Lachs

200 ml Sauerrahm

1 rote Zwiebel, in dünne Scheiben geschnitten

Gehackte frische Petersilie nach Geschmack (optional, zum Garnieren)

Scheiben Schwarzbrot bzw

Vollkorn nach Geschmack (zum Servieren)

Vorbereitung:

Den Räucherlachs in kleine Streifen oder
Quadrate schneiden. In einer kleinen
Schüssel die saure Sahne mit der
geschnittenen roten Zwiebel vermischen. Die
Brotscheiben auslegen und den Räucherlachs
darauf verteilen. Gießen Sie die Mischung
aus Sauerrahm und roten Zwiebeln darüber.
Nach Belieben mit gehackter frischer
Petersilie garnieren. Servieren Sie den
Räucherlachs mit Sauerrahm und roten
Zwiebeln auf Schwarz- oder
Vollkornbrotscheiben als Vorspeise oder
Vorspeise.

CANAPÉS AUS SCHWARZEN OLIVEN UND KAPERN

Zubereitungszeit: 10 Minuten

Kochzeit: 0 Minuten

Dosierung der Zutaten für 4 Personen:

Scheiben knuspriges Brot oder Vollkornbrot

Entkernte schwarze Oliven, Kapern

Extra natives Olivenöl

Zitronensaft, Salz und Pfeffer nach Geschmack

Vorbereitung:

Rösten Sie die Scheiben Krusten- oder Vollkornbrot leicht an. Die schwarzen Oliven in Scheiben oder Scheiben schneiden. Ordnen Sie die gerösteten Brotscheiben an und verteilen Sie die schwarzen Oliven und Kapern darüber. Mit einem Schuss nativem Olivenöl extra, Zitronensaft, Salz und Pfeffer abschmecken. Servieren Sie die Canapés mit schwarzen Oliven und Kapern als Vorspeise.

LINSENSALAT MIT KNUSPRIGEM SPECK

Zubereitungszeit: 15 Minuten

Kochzeit: 25–30 Minuten

Dosierung der Zutaten für 4 Personen:

1 Tasse getrocknete Linsen

100 g geräucherter Speck, gewürfelt

1 rote Zwiebel, fein gehackt

2 Karotten, geschält und in Würfel geschnitten

2 Selleriestangen, in Würfel geschnitten

Gehackte frische Petersilie nach Geschmack

Extra natives Olivenöl nach Geschmack

Balsamico-Essig nach Geschmack, Salz und Pfeffer nach Geschmack

Vorbereitung:

Spülen Sie die Linsen unter fließendem Wasser gut ab. Kochen Sie die Linsen gemäß den Anweisungen auf der Packung, bis sie zart, aber nicht matschig sind. Lassen Sie sie abtropfen und lassen Sie sie abkühlen. In einer Pfanne den Räucherspeck knusprig braten. Nehmen Sie es aus der Pfanne und legen Sie es beiseite. In derselben Pfanne etwas Olivenöl hinzufügen und Zwiebeln, Karotten und Sellerie anbraten, bis sie weich sind. In einer großen Schüssel gekochte Linsen, gebräuntes Gemüse, knusprigen Speck, gehackte frische Petersilie, Olivenöl, Balsamico-Essig, Salz und Pfeffer nach Geschmack vermischen. Servieren Sie den Linsensalat mit knusprigem Speck als Vorspeise oder leichtes Hauptgericht.

BRUSCHETTA MIT PILZEN UND ROSMARIN

Zubereitungszeit: 15 Minuten

Kochzeit: 10-15 Minuten

Dosierung der Zutaten für 4 Personen:

Scheiben rustikales Brot

Pilze (Champignons oder Steinpilze), in Scheiben geschnitten

Frische Rosmarinblätter

2 Knoblauchzehen, geschält

Extra natives Olivenöl

Salz und Pfeffer nach Geschmack

Vorbereitung:

Etwas Olivenöl in einer Pfanne erhitzen und die Knoblauchzehen und frischen Rosmarinblätter hinzufügen, um das Öl zu würzen. Die in Scheiben geschnittenen Champignons dazugeben und anbraten, bis sie goldbraun und zart sind. Knoblauch und Rosmarin entfernen. Toasten Sie die rustikalen Brotscheiben. Reiben Sie die Brotscheiben mit Knoblauch ein, um ihnen einen leicht Knoblauchgeschmack zu verleihen. Die gebräunten Champignons auf den Brotscheiben verteilen. Mit nativem Olivenöl extra, Salz und Pfeffer abschmecken. Als Vorspeise die Bruschetta mit Pilzen und Rosmarin servieren.

GEFÜLLTE EIER MIT HUMMUS UND GERÖSTETEN PAPRIKA

Zubereitungszeit: 20 Minuten

Kochzeit: 0 Minuten

Dosierung der Zutaten für 4 Personen:

4 hartgekochte Eier, geschält

und der Länge nach halbieren

Hummus (selbstgemacht oder gekauft)

Geröstete Paprika (hausgemacht

oder gekauft) , in Streifen schneiden

Gehackte frische Petersilie nach Geschmack

(optional, zum Garnieren)

Süßes Paprikapulver nach Geschmack

(optional, zum Garnieren)

Vorbereitung:

Die hartgekochten Eier der Länge nach halbieren und das Eigelb entfernen. Die Eierschalen mit Hummus füllen. Die gerösteten Paprikastreifen auf den Hummus legen. Nach Belieben mit gehackter frischer Petersilie und einer Prise süßem Paprika garnieren. Servieren Sie die gefüllten Eier mit Hummus und gerösteten Paprika als Vorspeise oder Vorspeise.

GURKEN-CARPACCIO MIT GURKEN-JOGHURT-SAUCE

Zubereitungszeit: 15 Minuten

Kochzeit: 0 Minuten

Dosierung der Zutaten für 4 Personen:

2 Gurken, gewaschen und in dünne Scheiben geschnitten

1 Tasse griechischer Joghurt

1 Gurke, geschält, entkernt und gerieben

2 Knoblauchzehen, fein gehackt

Zitronensaft

Gehackte frische Minze nach Geschmack

Salz und Pfeffer nach Geschmack

Vorbereitung:

In einer Schüssel den griechischen Joghurt mit der geriebenen Gurke, gehacktem Knoblauch, etwas Zitronensaft, gehackter frischer Minze, Salz und Pfeffer nach Geschmack vermischen. Die dünnen Gurkenscheiben auf einem Servierteller anrichten. Die Gurken-Joghurt-Sauce über die Gurkenscheiben gießen. Nach Belieben mit ein paar frischen Minzblättern garnieren. Servieren Sie das Gurken-Carpaccio mit Gurken-Joghurt-Sauce als Vorspeise oder frische Beilage.

LACHS-FRISCHKÄSE-HÄPPCHEN

Zubereitungszeit: 15 Minuten

Kochzeit: 0 Minuten

Dosierung der Zutaten für 4 Personen:

Scheiben Vollkorn- oder Schwarzbrot

Geräucherter Lachs

Frischkäse (wie Philadelphia)

Rote Zwiebel, in dünne Scheiben geschnitten

Gehackte frische Petersilie nach Geschmack

(optional, zum Garnieren)

Zitrone (Scheiben oder Schale) nach Geschmack

(optional, zum Garnieren)

Vorbereitung:

Toasten Sie die Scheiben Vollkorn- oder Schwarzbrot. Jede Toastscheibe mit Frischkäse bestreichen. Den geräucherten Lachs auf dem Frischkäse anrichten. Fügen Sie ein paar Scheiben dünn geschnittener roter Zwiebeln hinzu. Nach Belieben mit gehackter frischer Petersilie und Zitronenscheiben oder -schale garnieren. Servieren Sie die Lachs-Frischkäse-Canapés als Vorspeise.

MAIS- PANAKERS MIT WÜRZIGER TOMATENSAUCE

Zubereitungszeit: 20 Minuten

Kochzeit: 10-15 Minuten

Dosierung der Zutaten für 4 Personen:

1 Tasse Maismehl

1/2 Tasse Weizenmehl

2 Teelöffel Backpulver

1 Ei, 1 Tasse Milch

1 Dose Zuckermais, abgetropft

Salz und Pfeffer nach Geschmack, Öl zum Braten

Für die würzige Tomatensauce:

Tomatensauce, Chilischote hinein

Pulver, gehackter Knoblauch, Salz und Pfeffer

Vorbereitung:

In einer Schüssel Maismehl, Weizenmehl, Backpulver, Ei, Milch, abgetropften Zuckermais, Salz und Pfeffer glatt rühren. Das Öl in einer tiefen Pfanne erhitzen. Geben Sie mit einem Löffel Teigportionen in das heiße Öl und braten Sie die Pfannkuchen goldbraun und knusprig (ca. 2-3 Minuten pro Seite). Lassen Sie die Pfannkuchen auf saugfähigem Papier abtropfen, um überschüssiges Öl zu entfernen. Bereiten Sie die würzige Tomatensauce zu, indem Sie Tomatensauce, Chilipulver, gehackten Knoblauch, Salz und Pfeffer nach Geschmack vermischen. Servieren Sie die Maisfrikadellen mit der würzigen Tomatensauce als Vorspeise oder Aperitifgericht.

GRÜNER BOHNENSALAT MIT MANDELN UND ROSINEN

Zubereitungszeit: 15 Minuten

Kochzeit: 5-7 Minuten

Dosierung der Zutaten für 4 Personen:

300 g grüne Bohnen, gereinigt und in Stücke geschnitten

1/2 Tasse geröstete Mandeln,

grob gehackt

1/4 Tasse Rosinen

2 Esslöffel natives Olivenöl extra

Saft von 1 Zitrone

1 Teelöffel Honig

Salz und Pfeffer nach Geschmack

Vorbereitung:

Bringen Sie einen Topf mit Wasser zum Kochen, geben Sie die grünen Bohnen hinzu und kochen Sie sie 5–7 Minuten lang, bis sie weich, aber knusprig sind. Lassen Sie sie abtropfen und lassen Sie sie abkühlen. In einer großen Schüssel die grünen Bohnen mit den gerösteten Mandeln und Rosinen vermischen. Bereiten Sie in einer kleinen Schüssel die Vinaigrette zu, indem Sie Olivenöl, Zitronensaft, Honig, Salz und Pfeffer vermischen. Die Vinaigrette über den grünen Bohnensalat gießen und gut vermischen. Servieren Sie den grünen Bohnensalat mit Mandeln und Rosinen als Vorspeise oder Beilage.

PUTENROLLATINI MIT SPINAT UND ZIEGENKÄSE

Zubereitungszeit: 20 Minuten

Kochzeit: 20–25 Minuten

Dosierung der Zutaten für 4 Personen:

4 dünne Scheiben Putenbrust

2 Tassen frischer Spinat

150 g Ziegenkäse

2 Esslöffel natives Olivenöl extra

2 Knoblauchzehen, fein gehackt

1/2 Tasse Hühnerbrühe

Salz und Pfeffer nach Geschmack

Vorbereitung:

Bereiten Sie den Spinat vor, indem Sie ihn waschen und fein schneiden. In einer Pfanne das Olivenöl erhitzen und den gehackten Knoblauch darin goldbraun anbraten. Den gehackten Spinat dazugeben und kochen, bis er zusammengefallen ist. Den Ziegenkäse dazugeben und cremig rühren. Die Spinat-Ziegenkäse-Mischung auf die Putenbrustscheiben verteilen. Die Putenscheiben mit der Füllung aufrollen und mit Zahnstochern feststecken. In einer beschichteten Pfanne die Puten-Rollatini anbraten, bis sie von allen Seiten goldbraun und durchgegart sind (ca. 20–25 Minuten). Geben Sie Hühnerbrühe in die Pfanne, um eine Soße zu erhalten. Als Vorspeise servieren Sie Puten-Rollatini mit Spinat und Ziegenkäse.

REZEPTE
ERSTE GÄNGE

ZUCCHINI-LASAGNE MIT RICOTTA UND TOMATE

Zubereitungszeit: 25 Minuten

Kochzeit: 30–35 Minuten

Dosierung der Zutaten für 4 Personen:

4 mittelgroße Zucchini

2 Tassen Hüttenkäse

1 Tasse Tomatensauce

1 Tasse geriebener Mozzarella

1/2 Tasse geriebener Parmesan

2 Esslöffel natives Olivenöl extra

Salz und Pfeffer nach Geschmack

Vorbereitung:

Bereiten Sie die Zucchini vor, indem Sie sie der Länge nach in lange, dünne Scheiben schneiden. In einer Schüssel den Ricotta mit dem geriebenen Parmesankäse vermischen, mit Salz und Pfeffer abschmecken. Gießen Sie etwas Tomatensauce auf den Boden einer Auflaufform. Legen Sie eine Schicht Zucchinischeiben auf die Tomatensauce. Eine Schicht Ricotta-Mischung auf den Zucchini verteilen. Wiederholen Sie den Vorgang und erstellen Sie weitere Schichten Zucchini und Ricotta. Über die letzte Schicht den geriebenen Mozzarella-Käse gießen. Mit Aluminiumfolie abdecken und im Ofen bei 180 °C 25 Minuten lang garen. Dann den Deckel öffnen und weitere 5–10 Minuten garen, bis der Käse goldbraun und die Zucchini weich sind. Als Hauptgericht Zucchinilasagne mit Ricotta und Tomate servieren.

RISOTTO MIT GETROCKNETEN TOMATEN UND BASILIKUM

Zubereitungszeit: 10 Minuten

Kochzeit: 20–25 Minuten

Dosierung der Zutaten für 4 Personen:

2 Tassen Arborio-Reis

1/2 Tasse getrocknete Tomaten

in Öl, fein gehackt

1 Zwiebel, fein gehackt

2 Knoblauchzehen, fein gehackt

1/2 Tasse trockener Weißwein

4-5 Tassen heiße Gemüsebrühe

1/2 Tasse geriebener Parmesan

1/4 Tasse frische Basilikumblätter, gehackt

2 Esslöffel natives Olivenöl extra

Salz und Pfeffer nach Geschmack

Vorbereitung:

In einer Pfanne das Olivenöl erhitzen und die Zwiebel und den Knoblauch darin goldbraun anbraten. Fügen Sie den Arborio-Reis hinzu und rösten Sie ihn einige Minuten lang. Den trockenen Weißwein angießen und verdunsten lassen. Geben Sie nach und nach die heiße Gemüsebrühe hinzu, rühren Sie dabei ständig um und fügen Sie mehr hinzu, sobald sie vom Reis aufgenommen wird. Nach der Hälfte der Garzeit die fein gehackten getrockneten Tomaten hinzufügen. Kochen und rühren Sie das Risotto weiter, bis der Reis gar ist und eine cremige Konsistenz erreicht hat (ca. 20–25 Minuten). Den geriebenen Parmesankäse und die gehackten frischen Basilikumblätter hinzufügen. Gut mischen. Servieren Sie das Risotto mit getrockneten Tomaten und Basilikum als Hauptgericht.

KICHERERBSEN-UND TOMATENSUPPE

Zubereitungszeit: 15 Minuten

Kochzeit: 25–30 Minuten

Dosierung der Zutaten für 4 Personen:

2 Dosen Kichererbsen, abgetropft und abgespült

1 Zwiebel, fein gehackt

2 Knoblauchzehen, fein gehackt

1 Dose geschälte Tomaten

1 Liter Gemüsebrühe

2 Esslöffel natives Olivenöl extra

1 Teelöffel süßer Paprika

1/2 Teelöffel Kreuzkümmelpulver

Salz und Pfeffer nach Geschmack

Gehackte frische Petersilie nach Geschmack (optional, zum Garnieren)

Vorbereitung:

In einer Pfanne das Olivenöl erhitzen und die Zwiebel und den Knoblauch darin goldbraun anbraten. Die abgetropften Kichererbsen, geschälten Tomaten, Gemüsebrühe, süße Paprika und Kreuzkümmelpulver hinzufügen. Die Suppe zum Kochen bringen, dann die Hitze reduzieren und bei schwacher Hitze 25–30 Minuten köcheln lassen. Mit einem Stabmixer die Hälfte der Suppe cremig schlagen und alles in den Topf geben. Mit Salz und Pfeffer abschmecken. Nach Belieben mit gehackter frischer Petersilie garnieren. Servieren Sie die Kichererbsen-Tomaten-Suppe als Hauptgericht oder ersten Gang.

VOLLKORN-PENNE MIT BROKKOLI UND KNOBLAUCH

Zubereitungszeit: 10 Minuten

Kochzeit: 15–20 Minuten

Dosierung der Zutaten für 4 Personen:

320 g Vollkorn-Penne

1 Kopf Brokkoli, in Röschen geschnitten

4 Knoblauchzehen, in dünne Scheiben geschnitten

1/4 Tasse natives Olivenöl extra

Getrocknete rote Chilischote nach Geschmack

(optional, für eine würzige Note)

Geriebener Parmesan nach Geschmack

Salz und schwarzer Pfeffer nach Geschmack

Vorbereitung:

In einem Topf Salzwasser zum Kochen bringen und die Vollkorn-Penne nach Packungsanweisung garen. In den letzten 5 Minuten des Penne-Kochens die Brokkoliröschen mit der Penne in das kochende Wasser geben. In einer großen Pfanne das Olivenöl erhitzen und den geschnittenen Knoblauch (und die Chili, falls verwendet) goldbraun braten. Penne und Brokkoli abtropfen lassen und mit Knoblauch und Öl in die Pfanne geben. Alles zusammen anbraten, um die Aromen zu vermischen. Mit Salz und Pfeffer abschmecken. Servieren Sie die Vollkorn-Penne mit Brokkoli und Knoblauch und großzügig mit geriebenem Parmesankäse bestreuen.

BASMATIREIS MIT GEMÜSECURRY

Zubereitungszeit: 15 Minuten

Kochzeit: 20–25 Minuten

Dosierung der Zutaten für 4 Personen:

1 Tasse Basmatireis

2 Tassen Wasser

1 Zwiebel, fein gehackt

2 Karotten, in Würfel schneiden

1 rote Paprika, in Würfel geschnitten

1 Zucchini, in Würfel geschnitten

2 Esslöffel natives Olivenöl extra

2 Esslöffel Currypaste

(Wahl der Intensität nach Wunsch)

1 Tasse Kokosmilch, Salz und Pfeffer nach Geschmack

Vorbereitung:

Spülen Sie den Basmatireis unter fließendem Wasser ab, bis das Wasser klar wird. Lassen Sie es abtropfen. In einer Pfanne das Olivenöl erhitzen und die Zwiebel darin goldbraun anbraten. Karotten, rote Paprika und Zucchini in den Topf geben. Einige Minuten kochen, bis es weich ist. Fügen Sie die Currypaste hinzu und rühren Sie um, um das Aroma gleichmäßig zu verteilen. Den Reis in den Topf geben und mit dem Gemüse und der Currypaste gut vermischen. Kokosmilch und Wasser hinzufügen. Zum Kochen bringen, dann die Hitze auf mittlere bis niedrige Stufe reduzieren und den Topf abdecken. 15–20 Minuten kochen lassen oder bis der Reis gar ist und die Flüssigkeit aufgesogen ist. Mit Salz und Pfeffer abschmecken. Nach Belieben mit gehackter frischer Petersilie garnieren. Als Hauptgericht Basmatireis mit Gemüsecurry servieren.

GEMÜSEOMELETT MIT PILZEN UND PAPRIKA

Zubereitungszeit: 15 Minuten

Kochzeit: 15–20 Minuten

Dosierung der Zutaten für 4 Personen:

8 Eier

200 g frische Champignons, in Scheiben geschnitten

1 rote Paprika, in Würfel geschnitten

1 Zwiebel, fein gehackt

2 Knoblauchzehen, fein gehackt

1/2 Tasse geriebener Parmesan

2 Esslöffel natives Olivenöl extra

Salz und Pfeffer nach Geschmack

Gehackte frische Petersilie nach Geschmack (optional, zum Garnieren)

Vorbereitung:

In einer beschichteten Pfanne das Olivenöl erhitzen und die Zwiebel und den Knoblauch darin goldbraun anbraten. Fügen Sie die geschnittenen Pilze und die rote Paprika hinzu. Kochen, bis das Gemüse weich ist. In einer Schüssel die Eier verquirlen und den geriebenen Parmesan hinzufügen. Gut mischen. Die geschlagenen Eier mit dem Gemüse in die Pfanne geben und gleichmäßig verteilen. Bei mittlerer bis niedriger Hitze 10–15 Minuten kochen lassen oder bis die Unterseite goldbraun ist und das Omelett fest ist. Drehen Sie das Omelett mit einem Deckel oder einem großen Teller um und kochen Sie es auf der anderen Seite weitere 5–7 Minuten. Das Gemüseomelett mit in Spalten geschnittenen Pilzen und Paprika servieren. Nach Belieben mit gehackter frischer Petersilie garnieren.

GANZE GANZE LINGUINE MIT RUKOLA PESTO-WALNUSSEN

Zubereitungszeit: 15 Minuten

Kochzeit: 10-12 Minuten

Dosierung der Zutaten für 4 Personen:

360 g Vollkorn-Linguine

2 Tassen frische Rucolablätter

1/2 Tasse geröstete Walnüsse

2 Knoblauchzehen

1/2 Tasse geriebener Parmesan

Saft von 1 Zitrone

1/2 Tasse natives Olivenöl extra

Salz und schwarzer Pfeffer nach Geschmack

Geriebener Parmesan nach Geschmack (zum Garnieren)

Vorbereitung:

Die ganze Linguine nach Packungsanweisung in reichlich Salzwasser garen. Lassen Sie sie abtropfen. In einer Küchenmaschine Rucolablätter, geröstete Walnüsse, Knoblauch, geriebenen Parmesankäse, Zitronensaft sowie eine Prise Salz und schwarzen Pfeffer vermischen . Starten Sie die Küchenmaschine und beginnen Sie mit dem Mischen der Zutaten. Gießen Sie dabei langsam das native Olivenöl extra hinein, bis eine cremige Konsistenz entsteht. Die Vollkorn-Linguine mit dem Rucola-Walnuss-Pesto würzen. Servieren Sie die Vollkorn-Linguine mit Rucola-Walnuss-Pesto und garniert mit geriebenem Parmesan.

SCHWARZE BOHNENSUPPE MIT TOMATE

Zubereitungszeit: 15 Minuten

Kochzeit: 30–35 Minuten

Dosierung der Zutaten für 4 Personen:

2 Dosen schwarze Bohnen, abgetropft und abgespült

1 Zwiebel, fein gehackt

2 Knoblauchzehen, fein gehackt

1 Dose geschälte Tomaten, zerdrückt

4 Tassen Gemüsebrühe

2 Esslöffel natives Olivenöl extra

1 Teelöffel Kreuzkümmelpulver

1 Teelöffel süßer Paprika

Getrocknete rote Chilischote nach Geschmack

(optional, für eine würzige Note)

Salz und schwarzer Pfeffer nach Geschmack

Gehackte frische Petersilie nach Geschmack

(optional, zum Garnieren)

Vorbereitung:

In einer Pfanne das Olivenöl erhitzen und die Zwiebel und den Knoblauch darin goldbraun anbraten. Kreuzkümmelpulver, süßes Paprikapulver und getrocknete rote Chilischoten (falls verwendet) hinzufügen und eine Minute kochen lassen, bis sie ihr Aroma entfalten. Die abgetropften schwarzen Bohnen, die zerdrückten geschälten Tomaten und die Gemüsebrühe hinzufügen. Die Suppe zum Kochen bringen, dann die Hitze reduzieren und bei mittlerer Hitze 25–30 Minuten köcheln lassen. Mit Salz und Pfeffer abschmecken. Nach Belieben mit gehackter frischer Petersilie garnieren. Als Hauptgericht servieren Sie schwarze Bohnensuppe mit Tomaten.

GANZE-RAVIOLI GEFÜLLT MIT SPINAT UND RICOTTA

Zubereitungszeit: 30 Minuten

Kochzeit: 3-4 Minuten

Dosierung der Zutaten für 4 Personen:

1 Packung Vollkornravioli

gefüllt mit Spinat und Ricotta

2 Esslöffel Butter

1/4 Tasse geriebener Parmesan

1/4 Tasse geröstete Walnüsse, gehackt (zum Garnieren)

Salz und schwarzer Pfeffer nach Geschmack

Gehackte frische Petersilie nach Geschmack (optional, zum Garnieren)

Vorbereitung:

Die mit Spinat und Ricotta gefüllten Vollkorn-Ravioli in reichlich kochendem Salzwasser nach Packungsanweisung kochen (in der Regel 3-4 Minuten). Lassen Sie sie abtropfen. In einer Pfanne die Butter bei mittlerer Hitze schmelzen. Die abgetropften Ravioli mit der geschmolzenen Butter in die Pfanne geben. Braten Sie sie einige Minuten lang leicht an, um die Aromen zu vermischen. Mit Salz und Pfeffer abschmecken. Servieren Sie die mit Spinat und Ricotta gefüllten Vollkorn-Ravioli mit geriebenem Parmesan, gehackten gerösteten Walnüssen und nach Wunsch gehackter frischer Petersilie.

KÜRBISSUPPE MIT CANNELLINI

Zubereitungszeit: 15 Minuten

Kochzeit: 30–35 Minuten

Dosierung der Zutaten für 4 Personen:

500 g Kürbis, geschält und in Würfel geschnitten

1 Zwiebel, fein gehackt

2 Knoblauchzehen, fein gehackt

2 Tassen gekochte Cannellini-Bohnen

(bei Konserven abgespült und abgetropft)

4 Tassen Gemüsebrühe

2 Esslöffel natives Olivenöl extra

1 Teelöffel getrockneter Rosmarin

Salz und schwarzer Pfeffer nach Geschmack

Gehackte frische Petersilie nach Geschmack (optional, zum Garnieren)

Vorbereitung:

In einer Pfanne das Olivenöl erhitzen und die Zwiebel und den Knoblauch darin goldbraun anbraten. Kürbiswürfel und getrockneten Rosmarin dazugeben. Einige Minuten kochen, bis der Kürbis leicht golden ist. Die gekochten Cannellini-Bohnen und die Gemüsebrühe hinzufügen. Die Suppe zum Kochen bringen, dann die Hitze reduzieren und bei mittlerer bis niedriger Hitze 25–30 Minuten köcheln lassen, bis der Kürbis weich ist. Mit einem Stabmixer die Suppe zu einer glatten Konsistenz pürieren. Mit Salz und Pfeffer abschmecken. Nach Belieben mit gehackter frischer Petersilie garnieren. Servieren Sie die Kürbissuppe mit Cannellini-Bohnen als Hauptgericht oder ersten Gang.

DINKEL MIT GERÖSTTEN PAPRIKA UND SCHWARZEN OLIVEN

Zubereitungszeit: 15 Minuten

Kochzeit: 25–30 Minuten

Dosierung der Zutaten für 4 Personen:

1 Tasse Perldinkel

2 Tassen Wasser

2 rote Paprika, geröstet, geschält und in Streifen geschnitten

1/2 Tasse entkernte schwarze Oliven

2 Esslöffel natives Olivenöl extra

Saft von 1 Zitrone

1/4 Tasse gehackte frische Petersilie

Salz und schwarzer Pfeffer nach Geschmack

Vorbereitung:

In einem Topf 2 Tassen leicht gesalzenes Wasser zum Kochen bringen. Fügen Sie den geschälten Dinkel hinzu und kochen Sie ihn bei mittlerer bis niedriger Hitze 25–30 Minuten lang oder bis der Dinkel weich, aber al dente ist. Lassen Sie es abtropfen. In einer großen Schüssel den gekochten Farro, die gerösteten Paprikastreifen und die schwarzen Oliven vermischen. Mit nativem Olivenöl extra, Zitronensaft, gehackter frischer Petersilie, Salz und Pfeffer abschmecken. Gut vermischen, um die Aromen zu vermischen. Servieren Sie den Farro mit gerösteten Paprika und schwarzen Oliven als Hauptgericht oder Beilage.

ZUCCHINI-FETTUCCINE MIT KIRSCHTOMATEN

Zubereitungszeit: 15 Minuten

Kochzeit: 5-7 Minuten

Dosierung der Zutaten für 4 Personen:

4 mittelgroße Zucchini

2 Tassen Kirschtomaten, halbiert

3 Knoblauchzehen, fein gehackt

1/4 Tasse frisches Basilikum, gehackt

1/4 Tasse geriebener Parmesan

2 Esslöffel natives Olivenöl extra

Salz und schwarzer Pfeffer nach Geschmack

Getrocknete rote Chilischote nach Geschmack

(optional, für eine würzige Note)

Vorbereitung:

Schneiden Sie die Zucchini mit einer Mandoline oder einem Spiralschneider in Fettuccine oder Zucchini-Spaghetti. In einer großen Pfanne das Olivenöl erhitzen und den Knoblauch und, falls gewünscht, die getrockneten roten Chilis goldbraun anbraten. Zucchini-Fettuccine und Kirschtomaten in die Pfanne geben. Unter gelegentlichem Rühren 5–7 Minuten kochen, bis die Zucchini weich, aber al dente sind. Mit Salz und Pfeffer abschmecken. Den gehackten frischen Basilikum und den geriebenen Parmesankäse dazugeben. Gut mischen. Als Hauptgericht Zucchini-Fettuccine mit Kirschtomaten servieren.

TOMATEN-KICHERERBSEN-SUPPE

Zubereitungszeit: 15 Minuten

Kochzeit: 20–25 Minuten

Dosierung der Zutaten für 4 Personen:

2 Dosen Kichererbsen, abgetropft und abgespült

1 Zwiebel, fein gehackt

2 Knoblauchzehen, fein gehackt

1 Dose geschälte Tomaten, zerdrückt

4 Tassen Gemüsebrühe

2 Esslöffel natives Olivenöl extra

1 Teelöffel getrockneter Oregano

Salz und schwarzer Pfeffer nach Geschmack

Gehackte frische Petersilie nach Geschmack
(optional, zum Garnieren)

Vorbereitung:

In einer Pfanne das Olivenöl erhitzen und
die Zwiebel und den Knoblauch darin
goldbraun anbraten. Die abgetropften
Kichererbsen, die zerdrückten geschälten
Tomaten und die Gemüsebrühe hinzufügen.
Die Suppe zum Kochen bringen, dann die
Hitze reduzieren und bei mittlerer Hitze 20–
25 Minuten köcheln lassen. Mit Salz und
Pfeffer abschmecken und den getrockneten
Oregano hinzufügen. Nach Belieben mit
gehackter frischer Petersilie garnieren.
Servieren Sie die Tomaten-Kichererbsen-
Suppe als Hauptgericht oder ersten Gang.

ZITRONENRISOTTO MIT SPARGEL

Zubereitungszeit: 15 Minuten

Kochzeit: 20–25 Minuten

Dosierung der Zutaten für 4 Personen:

1 Tasse Arborio-Reis

2 Tassen frischer Spargel, gehackt

1 Zwiebel, fein gehackt

2 Knoblauchzehen, fein gehackt

Abgeriebene Schale von 1 Zitrone

Saft von 2 Zitronen

4 Tassen heiße Gemüsebrühe

1/2 Tasse trockener Weißwein

2 Esslöffel Butter

1/2 Tasse geriebener Parmesan

Salz und schwarzer Pfeffer nach Geschmack

Gehackte frische Petersilie nach Geschmack

(optional, zum Garnieren)

Vorbereitung:

In einem Topf die Gemüsebrühe erhitzen und bei schwacher Hitze warm halten. In einer großen Pfanne die Butter bei mittlerer Hitze schmelzen. Zwiebel und Knoblauch dazugeben und goldbraun braten. Geben Sie den Arborio-Reis in die Pfanne und rösten Sie ihn 1–2 Minuten lang unter ständigem Rühren. Gießen Sie den Weißwein in die Pfanne und rühren Sie, bis der Wein aufgesogen ist.

Fügen Sie nach und nach die heiße Gemüsebrühe hinzu, eine Kelle nach der anderen, unter ständigem Rühren und fügen Sie erst dann mehr Brühe hinzu, wenn die vorherige aufgesogen ist. Nach der Hälfte der Garzeit den Spargel dazugeben und weiter kochen und umrühren, bis das Risotto cremig und der Reis al dente ist. Die abgeriebene Schale und den Zitronensaft zum Risotto geben. Mit Salz und Pfeffer abschmecken. Den geriebenen Parmesan dazugeben und gut vermischen. Nach Belieben mit gehackter frischer Petersilie garnieren. Als Hauptgericht das Zitronenrisotto mit Spargel servieren.

KOHL-BOHNEN-SUPPE

Zubereitungszeit: 15 Minuten

Kochzeit: 30–35 Minuten

Dosierung der Zutaten für 4 Personen:

1/2 Kohl, in dünne Streifen schneiden

2 Karotten, in Würfel schneiden

2 Selleriestangen, in Würfel geschnitten

1 Zwiebel, fein gehackt

2 Knoblauchzehen, fein gehackt

2 Dosen Cannellini-Bohnen, abgetropft und abgespült

1 Dose geschälte Tomaten, zerdrückt

4 Tassen Gemüsebrühe

2 Esslöffel natives Olivenöl extra

1 Teelöffel getrockneter Thymian

Salz und schwarzer Pfeffer nach Geschmack

Gehackte frische Petersilie nach Geschmack
(optional, zum Garnieren)

Vorbereitung:

In einem großen Topf das Olivenöl erhitzen
und die Zwiebel und den Knoblauch darin
goldbraun anbraten. Karotten, Sellerie und
Kohl in den Topf geben und einige Minuten
kochen, bis sie weich sind. Die zerdrückten
geschälten Tomaten, Cannellini-Bohnen,
getrockneten Thymian und die
Gemüsebrühe hinzufügen. Die Suppe zum
Kochen bringen, dann die Hitze reduzieren
und bei mittlerer Hitze 25 bis 30 Minuten
köcheln lassen. Mit Salz und Pfeffer
abschmecken. Nach Belieben mit gehackter
frischer Petersilie garnieren. Servieren Sie
die Kohl-Bohnen-Suppe als Hauptgericht
oder ersten Gang.

GANZE SPAGHETTI MIT KNOBLAUCH UND ÖL

Zubereitungszeit: 10 Minuten

Kochzeit: 10-12 Minuten

Dosierung der Zutaten für 4 Personen:

380 g Vollkornspaghetti

1/2 Tasse natives Olivenöl extra

6-8 Knoblauchzehen, in dünne Scheiben geschnitten

Getrocknete rote Chilischote nach Geschmack

(optional, für eine würzige Note)

Salz und schwarzer Pfeffer nach Geschmack

Gehackte frische Petersilie nach Geschmack

(optional, zum Garnieren)

Vorbereitung:

Die Vollkornspaghetti in reichlich kochendem Salzwasser nach Packungsanweisung kochen (in der Regel 10-12 Minuten). Lassen Sie sie abtropfen. Während die Spaghetti kochen, in einer großen Pfanne das Olivenöl erhitzen und die geschnittenen Knoblauchzehen und, falls gewünscht, die getrocknete rote Chilischote hinzufügen. Bei mittlerer bis niedriger Hitze kochen, bis der Knoblauch goldbraun ist, aber nicht anbrennt. Die abgetropften Vollkornspaghetti mit dem Olivenöl und dem Knoblauch in die Pfanne geben. Die Spaghetti einige Minuten anbraten, bis sie gut mit Öl und Knoblauch gewürzt sind. Mit Salz und Pfeffer abschmecken. Nach Belieben mit gehackter frischer Petersilie garnieren. Als Hauptgericht servieren Sie Vollkornspaghetti mit Knoblauch und Öl.

GERSTE MIT GETROCKNETEN TOMATEN UND KICHERERBSEN

Zubereitungszeit: 10 Minuten

Kochzeit: 15–20 Minuten

Dosierung der Zutaten für 4 Personen:

1 Tasse Gerste

1/2 Tasse sonnengetrocknete Tomaten, gehackt

1 Dose Kichererbsen, abgetropft und abgespült

2 Esslöffel natives Olivenöl extra

2 Knoblauchzehen, fein gehackt

1 Teelöffel getrockneter Rosmarin

Salz und schwarzer Pfeffer nach Geschmack

Geriebener Parmesan nach Geschmack

(optional, zum Garnieren)

Vorbereitung:

Die Gerste in reichlich leicht gesalzenem Wasser nach Packungsanweisung kochen (in der Regel 15–20 Minuten), bis sie weich, aber al dente ist. Lassen Sie es abtropfen. In einer Pfanne das Olivenöl erhitzen und die gehackten Knoblauchzehen darin goldbraun anbraten. Die gehackten getrockneten Tomaten in die Pfanne geben und einige Minuten kochen, bis sie aromatisch sind. Die abgetropften Kichererbsen und den getrockneten Rosmarin in die Pfanne geben. Weitere 2-3 Minuten kochen lassen. Die gekochte Gerste in die Pfanne geben und gut umrühren, um die Aromen zu vermischen. Mit Salz und Pfeffer abschmecken. Nach Belieben mit geriebenem Parmesankäse garnieren. Servieren Sie den Orzo mit getrockneten Tomaten und Kichererbsen als Hauptgericht oder Beilage.

AUBERGINENLASAGNE MIT TOMATENSAUCE

Zubereitungszeit: 30 Minuten

Kochzeit: 30–35 Minuten

Dosierung der Zutaten für 4 Personen:

2 Auberginen, in dünne Scheiben schneiden

9 vorgekochte Lasagne-Nudelblätter

2 Tassen Tomatensauce

2 Tassen Hüttenkäse

1 Tasse geriebener Mozzarella

1/2 Tasse geriebener Parmesan

2 Esslöffel natives Olivenöl extra

Salz und schwarzer Pfeffer nach Geschmack

Gehackte frische Petersilie nach Geschmack

(optional, zum Garnieren)

Vorbereitung:

Den Backofen auf 180°C vorheizen. Die Auberginenscheiben mit Olivenöl bestreichen und dann auf beiden Seiten grillen, bis sie weich und leicht gebräunt sind. Legen Sie sie beiseite. In einer Schüssel den Ricotta mit dem geriebenen Parmesankäse vermischen. Je nach Geschmack mit Salz und Pfeffer würzen. In eine ofenfeste Form eine dünne Schicht Tomatensauce gießen. Legen Sie drei vorgekochte Lasagneblätter auf die Tomatensauce. Die Hälfte des vorbereiteten Ricottas auf den Lasagneplatten verteilen. Eine Schicht gegrillte Auberginen auf den Ricotta legen.

Wiederholen Sie den Vorgang mit einer weiteren Schicht Lasagne, dem restlichen Ricotta und den gegrillten Auberginen. Mit den restlichen drei Lasagneblättern bedecken und die restliche Tomatensauce über die Lasagne gießen. Den geriebenen Mozzarella darüber streuen. Die Auflaufform mit Alufolie abdecken und 20 Minuten backen. Dann die Folie entfernen und weitere 10–15 Minuten kochen lassen, bis der Käse goldbraun ist und die Lasagne gar ist. Nach Belieben vor dem Servieren mit gehackter frischer Petersilie garnieren. Als Hauptgericht die Auberginenlasagne mit Tomatensauce servieren.

BRAUNER REIS MIT BROKKOLI UND KÄSE

Zubereitungszeit: 15 Minuten

Kochzeit: 30–35 Minuten

Dosierung der Zutaten für 4 Personen:

1 Tasse brauner Reis

2 Tassen Gemüsebrühe

2 Tassen Brokkoli, in Röschen geschnitten

1 Tasse geriebener Cheddar-Käse

1/2 Tasse geriebener Parmesan

2 Esslöffel Butter

Salz und schwarzer Pfeffer nach Geschmack

Gehackte frische Petersilie nach Geschmack (optional, zum Garnieren)

Vorbereitung:

In einem Topf die Gemüsebrühe zum Kochen bringen. Fügen Sie den braunen Reis hinzu und kochen Sie ihn gemäß den Anweisungen in der Packung (normalerweise 30–35 Minuten), bis er gar ist und die Flüssigkeit aufgesogen ist. Während der Reis kocht, dämpfen Sie die Brokkoliröschen, bis sie zart, aber knusprig sind. Lassen Sie sie abtropfen. Wenn der Reis fertig ist, fügen Sie die Butter hinzu und rühren Sie, bis sie geschmolzen ist und der Reis gut gewürzt ist. Den geriebenen Cheddar-Käse und den geriebenen Parmesan zum Reis geben. Mischen, bis eine cremige Konsistenz entsteht. Die gekochten Brokkoliröschen zum Reis geben und gut vermischen. Mit Salz und Pfeffer abschmecken. Nach Belieben vor dem Servieren mit gehackter frischer Petersilie garnieren. Als Hauptgericht braunen Reis mit Brokkoli und Käse servieren.

ERBSEN-MINZ-SUPPE

Zubereitungszeit: 15 Minuten

Kochzeit: 25–30 Minuten

Dosierung der Zutaten für 4 Personen:

500 g frische oder gefrorene Erbsen

1 Zwiebel, fein gehackt

2 Knoblauchzehen, fein gehackt

6 Tassen Gemüsebrühe

1/2 Tasse frische Minzblätter, gehackt

2 Esslöffel natives Olivenöl extra

Salz und schwarzer Pfeffer nach Geschmack

Milchcreme (optional, zum Garnieren)

Frische Minze zum Garnieren

Vorbereitung:

In einem großen Topf das Olivenöl erhitzen
und die Zwiebel und den Knoblauch darin
goldbraun anbraten. Die Erbsen in den Topf
geben und einige Minuten rühren. Die
Gemüsebrühe in den Topf gießen und zum
Kochen bringen. Dann die Hitze reduzieren
und bei mittlerer bis niedriger Hitze 20–25
Minuten kochen lassen oder bis die Erbsen
weich sind. Verwenden Sie einen Stabmixer,
um die Suppe glatt zu rühren. Die gehackten
Minzblätter dazugeben und gut vermischen.
Mit Salz und Pfeffer abschmecken. Für eine
cremigere Konsistenz nach Belieben eine
kleine Menge Milchcreme hinzufügen. Die
Erbsen-Minz-Suppe heiß servieren, garniert
mit frischen Minzblättern.

GANZE GANZE PENNE MIT PESTO AUS GETROCKNETEN TOMATEN

Zubereitungszeit: 15 Minuten

Kochzeit: 10-12 Minuten

Dosierung der Zutaten für 4 Personen:

400 g Vollkorn-Penne

1 Tasse sonnengetrocknete Tomaten in Öl, abgetropft

1/2 Tasse frisches Basilikum

1/4 Tasse Walnüsse

1/4 Tasse geriebener Parmesan

2 Esslöffel natives Olivenöl extra

Saft von 1/2 Zitrone

Salz und schwarzer Pfeffer nach Geschmack

Getrocknete rote Chilischote nach Geschmack

(optional, für eine würzige Note)

Vorbereitung:

Die Vollkorn-Penne in reichlich kochendem Salzwasser nach Packungsanweisung kochen (in der Regel 10-12 Minuten). Lassen Sie sie abtropfen. In der Zwischenzeit in einem Mixer die abgetropften getrockneten Tomaten, frisches Basilikum, Walnüsse, geriebenen Parmesankäse, Olivenöl, Zitronensaft und, falls gewünscht, getrocknete rote Chilischote vermischen. Mischen Sie die Zutaten, bis eine cremige Pesto-Sauce entsteht . Passen Sie Salz und Pfeffer je nach Geschmack an. Die Vollkorn-Penne mit der getrockneten Tomaten- Pesto-Sauce würzen und gut vermischen. Als Hauptgericht servieren Sie Vollkorn-Penne mit sonnengetrocknetem Tomatenpesto, garniert mit geriebenem Parmesan.

GURKEN-SPAGHETTI MIT ZITRONENSAUCE

Zubereitungszeit: 15 Minuten

Kochzeit: 8-10 Minuten

Dosierung der Zutaten für 4 Personen:

320 g Spaghetti

2 Gurken, spiralisiert oder julieniert

Abgeriebene Schale von 2 Zitronen

Saft von 2 Zitronen

3 Esslöffel natives Olivenöl extra

2 Knoblauchzehen, fein gehackt

Geriebener Parmesan nach Geschmack
(optional, zum Garnieren)

Salz und schwarzer Pfeffer nach Geschmack

Vorbereitung:

Die Spaghetti in reichlich kochendem Salzwasser nach Packungsanweisung kochen (in der Regel 8-10 Minuten). Lassen Sie sie abtropfen. Während die Spaghetti kochen, in einer großen Schüssel Zitronensaft, geriebene Zitronenschale, Olivenöl und gehackten Knoblauch vermischen. Die gekochten Spaghetti mit der Zitronensauce in die Schüssel geben und gut vermischen, damit die Aromen aufgenommen werden. Die spiralförmig oder im Julienne-Schnitt geschnittenen Gurken in die Schüssel geben und vorsichtig vermischen. Mit Salz und Pfeffer abschmecken. Nach Belieben vor dem Servieren mit geriebenem Parmesan und gehackter frischer Petersilie garnieren. Als Hauptgericht Gurkenspaghetti mit Zitronensauce servieren.

LAUCH-KARTOFFEL-SUPPE

Zubereitungszeit: 15 Minuten

Kochzeit: 25–30 Minuten

Dosierung der Zutaten für 4 Personen:

4 Lauch, weiße und grüne Teile

klar, in Scheiben geschnitten

4 mittelgroße Kartoffeln, geschält

und in Würfel schneiden

1 Zwiebel, fein gehackt

2 Knoblauchzehen, fein gehackt

6 Tassen Gemüsebrühe

2 Esslöffel Butter

2 Esslöffel natives Olivenöl extra

Salz und schwarzer Pfeffer nach Geschmack

Gehackte frische Petersilie nach Geschmack

(optional, zum Garnieren)

Vorbereitung:

In einem großen Topf Butter und Olivenöl bei mittlerer Hitze erhitzen. Zwiebel, Knoblauch, Lauch und Kartoffeln in den Topf geben. Einige Minuten braten, bis es zart und aromatisch ist. Die Gemüsebrühe in den Topf gießen und zum Kochen bringen. Hitze reduzieren und bei mittlerer bis niedriger Hitze 20–25 Minuten kochen, bis die Kartoffeln weich sind. Mit einem Stabmixer die Suppe pürieren, bis eine cremige Konsistenz entsteht. Mit Salz und Pfeffer abschmecken. Nach Belieben vor dem Servieren mit gehackter frischer Petersilie garnieren. Die Lauch- Kartoffel-Suppe heiß servieren .

PILZRISOTTO MIT FRISCHER PETERSILIE

Zubereitungszeit: 15 Minuten

Kochzeit: 20–25 Minuten

Dosierung der Zutaten für 4 Personen:

2 Tassen Arborio-Reis

200 g gemischte Pilze (Steinpilze,

Pilze usw.) , in Scheiben geschnitten

1 Zwiebel, fein gehackt

2 Knoblauchzehen, fein gehackt

1/2 Tasse trockener Weißwein

6 Tassen Pilzbrühe oder Gemüsebrühe

2 Esslöffel natives Olivenöl extra

2 Esslöffel Butter

1/2 Tasse geriebener Parmesan

Gehackte frische Petersilie nach Geschmack

(zum Garnieren)

Salz und schwarzer Pfeffer nach Geschmack

Vorbereitung:

In einem Topf die Pilzbrühe oder
Gemüsebrühe erhitzen und die Hitze bei
schwacher Hitze beibehalten. In einer großen
Pfanne das Olivenöl und 1 Esslöffel Butter
erhitzen. Zwiebel und Knoblauch dazugeben
und goldbraun braten. Die geschnittenen
Champignons in die Pfanne geben und
goldbraun braten und alle Flüssigkeiten
verdampfen lassen. Geben Sie den Arborio-
Reis in die Pfanne und rösten Sie ihn einige
Minuten lang, bis er glasig ist.

Den Weißwein in die Pfanne gießen und rühren, bis er verdampft ist. Beginnen Sie, die heiße Brühe schöpflöffelweise hinzuzugeben, rühren Sie ständig um und warten Sie, bis die Flüssigkeit aufgesogen ist, bevor Sie weitere Brühe hinzufügen. Setzen Sie diesen Vorgang fort, bis der Reis al dente gekocht ist und eine cremige Konsistenz aufweist. Nehmen Sie die Pfanne vom Herd und rühren Sie den geriebenen Parmesankäse und 1 Esslöffel Butter unter das Risotto. Mit Salz und Pfeffer abschmecken. Vor dem Servieren mit frisch gehackter Petersilie garnieren. Als Hauptgericht das Pilzrisotto mit frischer Petersilie servieren.

KÜRBIS-TAGLIATELLE MIT WALNUSSSAUCE

Zubereitungszeit: 20 Minuten

Kochzeit: 10-12 Minuten

Dosierung der Zutaten für 4 Personen:

350 g Tagliatelle

1 Kürbis, geschält und in Würfel geschnitten

1 Tasse Walnüsse, geröstet

2 Knoblauchzehen, fein gehackt

1/2 Tasse Pecorino-Käse

Geriebener Romano

1/4 Tasse natives Olivenöl extra

Salz und schwarzer Pfeffer nach Geschmack

Gehackte frische Petersilie nach Geschmack (zum Garnieren)

Vorbereitung:

Die Tagliatelle in reichlich kochendem Salzwasser nach Packungsanweisung garen (in der Regel 10-12 Minuten). Lassen Sie sie abtropfen. In der Zwischenzeit die Kürbiswürfel dünsten, bis sie weich sind. In einem Mixer geröstete Walnüsse, gehackten Knoblauch, geriebenen Pecorino Romano-Käse und Olivenöl cremig rühren. Den gekochten Kürbis in den Mixer geben und erneut mixen, bis eine glatte Masse entsteht. Die Walnusssauce mit Salz und Pfeffer abschmecken. Die gekochten Tagliatelle mit der Walnusssauce vermischen. Vor dem Servieren mit frisch gehackter Petersilie garnieren. Als Hauptgericht Kürbis-Tagliatelle mit Walnusssauce servieren.

TOMATEN-BASILIKUM-SUPPE

Zubereitungszeit: 15 Minuten

Kochzeit: 25–30 Minuten

Dosierung der Zutaten für 4 Personen:

1 Zwiebel, fein gehackt

2 Knoblauchzehen, fein gehackt

6 Tassen reife Tomaten, geschält und

in Würfel schneiden

(oder 2 Dosen geschälte Tomaten)

4 Tassen Gemüsebrühe

1 Tasse frische Basilikumblätter

2 Esslöffel natives Olivenöl extra

Salz und schwarzer Pfeffer nach Geschmack

Geriebener Parmesan nach Geschmack

(optional, zum Garnieren)

Vorbereitung:

In einem großen Topf das Olivenöl bei mittlerer Hitze erhitzen. Fügen Sie die Zwiebel und den Knoblauch hinzu und braten Sie sie an, bis sie goldbraun sind und duften. Die gewürfelten Tomaten in den Topf geben und einige Minuten kochen lassen, bis die Tomaten weich sind. Die Gemüsebrühe in den Topf gießen und zum Kochen bringen. Dann die Hitze reduzieren und bei mittlerer Hitze 20–25 Minuten garen. Verwenden Sie einen Stabmixer, um die Suppe glatt zu rühren. Die frischen Basilikumblätter dazugeben und gut vermischen. Mit Salz und Pfeffer abschmecken. Nach Belieben vor dem Servieren mit geriebenem Parmesankäse garnieren. Die Tomaten-Basilikum-Suppe heiß servieren .

GANZE-FETTUCCINE MIT ZUCCHINI UND TOMATEN

Zubereitungszeit: 15 Minuten

Kochzeit: 10-12 Minuten

Dosierung der Zutaten für 4 Personen:

320 g Vollkorn-Fettuccine

2 mittelgroße Zucchini, in dünne Scheiben geschnitten

2 Tassen Kirschtomaten, halbiert

2 Knoblauchzehen, fein gehackt

1/4 Tasse frisches Basilikum, gehackt

1/4 Tasse natives Olivenöl extra

Geriebener Parmesan nach Geschmack (zum Garnieren)

Salz und schwarzer Pfeffer nach Geschmack

Vorbereitung:

Die Vollkorn-Fettuccine in reichlich kochendem Salzwasser nach Packungsanweisung kochen (in der Regel 10-12 Minuten). Lassen Sie sie abtropfen. Während die Fettuccine kocht, erhitzen Sie das Olivenöl in einer großen Pfanne bei mittlerer Hitze. Den gehackten Knoblauch dazugeben und goldbraun braten. Die gehackten Zucchini und Kirschtomaten in die Pfanne geben. Einige Minuten kochen, bis die Zucchini weich und die Tomaten weich sind. Die gekochte Fettuccine mit den Zucchini und Tomaten in die Pfanne geben. Gut vermischen, um die Aromen zu vermischen. Den gehackten frischen Basilikum dazugeben und mit Salz und Pfeffer abschmecken. Nach Belieben vor dem Servieren mit geriebenem Parmesankäse garnieren. Als Hauptgericht Vollkorn-Fettuccine mit Zucchini und Tomaten servieren.

GERSTE MIT SCHWARZEN BOHNEN UND MAIS

Zubereitungszeit: 15 Minuten

Kochzeit: 20–25 Minuten

Dosierung der Zutaten für 4 Personen:

1 Tasse Gerste

1 Dose schwarze Bohnen, abgetropft und abgespült

1 Tasse Zuckermais (frisch oder gefroren)

1 rote Zwiebel, fein gehackt

2 Knoblauchzehen, fein gehackt

2 Esslöffel natives Olivenöl extra

Saft von 2 Zitronen

Abgeriebene Schale von 1 Zitrone

1/4 Tasse frische Petersilie, gehackt

Salz und schwarzer Pfeffer nach Geschmack

Vorbereitung:

Die Gerste in reichlich kochendem Salzwasser nach Packungsanweisung kochen (in der Regel 20-25 Minuten). Lassen Sie es abtropfen. Während der Orzo kocht, erhitzen Sie das Olivenöl in einer großen Pfanne bei mittlerer Hitze. Die rote Zwiebel und den gehackten Knoblauch hinzufügen und goldbraun braten. Die schwarzen Bohnen und den Zuckermais zusammen mit der Zwiebel und dem Knoblauch in die Pfanne geben. Einige Minuten kochen lassen, bis es durchgeheizt ist. Die gekochte Gerste in die Pfanne geben und gut vermischen. Zitronensaft, abgeriebene Zitronenschale und gehackte frische Petersilie hinzufügen. Umrühren, um die Aromen zu vermischen. Mit Salz und Pfeffer abschmecken. Als Hauptgericht Orzo mit schwarzen Bohnen und Mais servieren.

ZITRONENRISOTTO MIT SPINAT

Zubereitungszeit: 15 Minuten

Kochzeit: 20–25 Minuten

Dosierung der Zutaten für 4 Personen:

2 Tassen Arborio-Reis

1 Zwiebel, fein gehackt

2 Knoblauchzehen, fein gehackt

1/2 Tasse trockener Weißwein

6 Tassen Gemüsebrühe

Saft von 2 Zitronen

Abgeriebene Schale von 1 Zitrone

4 Tassen frischer Spinat, gewaschen und gehackt

2 Esslöffel Butter

2 Esslöffel natives Olivenöl extra

Geriebener Parmesan nach Geschmack

Salz und schwarzer Pfeffer nach Geschmack

Vorbereitung:

In einem Topf die Gemüsebrühe erhitzen und die Hitze auf niedriger Stufe halten. In einer großen Pfanne das Olivenöl und 1 Esslöffel Butter erhitzen. Zwiebel und Knoblauch dazugeben und goldbraun braten. Geben Sie den Arborio-Reis in die Pfanne und rösten Sie ihn einige Minuten lang, bis er glasig ist. Den Weißwein in die Pfanne gießen und rühren, bis er verdampft ist. Beginnen Sie, die heiße Brühe schöpflöffelweise hinzuzugeben, rühren Sie ständig um und warten Sie, bis die Flüssigkeit aufgesogen ist, bevor Sie weitere Brühe hinzufügen.

Setzen Sie diesen Vorgang fort, bis der Reis al dente gekocht ist und eine cremige Konsistenz aufweist. Nehmen Sie die Pfanne vom Herd und geben Sie den Zitronensaft, die abgeriebene Zitronenschale und die restliche Butter hinzu. Gut mischen. Den gehackten Spinat in die Pfanne geben und rühren, bis er zusammenfällt. Mit Salz und Pfeffer abschmecken. Servieren Sie das Zitronenrisotto mit Spinat und garniert mit geriebenem Parmesan.

GERÖSTETE TOMATEN-PFEFFRER-SUPPE

Zubereitungszeit: 15 Minuten

Kochzeit: 30–35 Minuten

Dosierung der Zutaten für 4 Personen:

4 rote Paprika, geröstet, geschält

und in Streifen schneiden

4 Tassen reife Tomaten, geschält

und in Würfel schneiden

(oder 2 Dosen geschälte Tomaten)

1 Zwiebel, fein gehackt

2 Knoblauchzehen, fein gehackt

1/4 Tasse frisches Basilikum, gehackt

2 Esslöffel natives Olivenöl extra

4 Tassen Gemüsebrühe

Salz und schwarzer Pfeffer nach Geschmack

Geröstete Brotcroutons nach Geschmack (optional, zum Garnieren)

Vorbereitung:

In einem großen Topf das Olivenöl bei mittlerer Hitze erhitzen. Die Zwiebel und den gehackten Knoblauch dazugeben und goldbraun braten. Die gewürfelten Tomaten in den Topf geben und einige Minuten kochen lassen, bis die Tomaten weich sind. Die gehackten gerösteten Paprikaschoten in den Topf geben und gut vermischen. Die Gemüsebrühe in den Topf gießen und zum Kochen bringen. Dann die Hitze reduzieren und bei mittlerer Hitze 20–25 Minuten garen. Verwenden Sie einen Stabmixer, um die Suppe glatt zu rühren. Den gehackten frischen Basilikum dazugeben und gut vermischen. Mit Salz und Pfeffer abschmecken. Nach Belieben vor dem Servieren mit gerösteten Brotcroutons garnieren. Die Tomaten- Paprika-Suppe heiß servieren .

KAROTTEN-SPAGHETTI MIT KNOBLAUCH UND PETERSILIE

Zubereitungszeit: 15 Minuten

Kochzeit: 5-7 Minuten

Dosierung der Zutaten für 4 Personen:

320 g Karottenspaghetti

3 Knoblauchzehen, in dünne Scheiben geschnitten

1/4 Tasse frische Petersilie, gehackt

1/4 Tasse natives Olivenöl extra

Geriebener Parmesan nach Geschmack

Salz und schwarzer Pfeffer nach Geschmack

Vorbereitung:

Die Karottenspaghetti in reichlich
kochendem Salzwasser nach
Packungsanweisung kochen (in der Regel 5-7
Minuten). Lassen Sie sie abtropfen.
Während die Karottenspaghetti kochen,
erhitzen Sie das Olivenöl in einer großen
Pfanne bei mittlerer Hitze. Die in Scheiben
geschnittenen Knoblauchzehen hinzufügen
und braten, bis sie goldbraun, aber nicht
verbrannt sind. Die gekochten
Karottenspaghetti mit dem Knoblauch in die
Pfanne geben und gut vermischen, bis sie
bedeckt sind. Die gehackte frische Petersilie
hinzufügen und erneut vermischen. Mit Salz
und Pfeffer abschmecken. Die
Karottenspaghetti mit Knoblauch und
Petersilie heiß servieren und nach Belieben
mit geriebenem Parmesan garnieren.

DINKEL MIT KIRSCHTOMATEN UND BASILIKUM

Zubereitungszeit: 10 Minuten

Kochzeit: 25–30 Minuten

Dosierung der Zutaten für 4 Personen:

1 Tasse Dinkel

2 Tassen Kirschtomaten, halbiert

1/4 Tasse frisches Basilikum, gehackt

2 Knoblauchzehen, fein gehackt

2 Esslöffel natives Olivenöl extra

1/4 Tasse Käse

Geriebener Parmesan (optional)

Salz und schwarzer Pfeffer nach Geschmack

Vorbereitung:

In einem Topf den Dinkel in reichlich kochendem Salzwasser nach Packungsanweisung al dente kochen (in der Regel 25-30 Minuten). Lassen Sie es abtropfen. Während der Farro kocht, erhitzen Sie das Olivenöl in einer großen Pfanne bei mittlerer Hitze. Die gehackten Knoblauchzehen hinzufügen und goldbraun braten, aber nicht verbrennen. Die halbierten Kirschtomaten mit dem Knoblauch in die Pfanne geben und einige Minuten kochen lassen, bis die Tomaten beginnen, ihren Saft abzugeben. Den gekochten Dinkel mit den Tomaten in die Pfanne geben und gut vermischen, um die Aromen zu vermischen. Den gehackten frischen Basilikum dazugeben und mit Salz und Pfeffer abschmecken. Nach Belieben vor dem Servieren mit geriebenem Parmesankäse garnieren. Als Hauptgericht den Dinkel mit Kirschtomaten und Basilikum servieren.

SPINATLASAGNE MIT RICOTTA UND TOMATE

Zubereitungszeit: 30 Minuten

Kochzeit: 40-45 Minuten

Dosierung der Zutaten für 4 Personen:

9 Blätter Lasagne-Nudeln

2 Tassen frischer Spinat, gewaschen und gehackt

1 Tasse Hüttenkäse

1 Tasse pürierte Tomate

1/2 Tasse geriebener Mozzarella-Käse

1/4 Tasse geriebener Parmesan

2 Knoblauchzehen, fein gehackt

1 Esslöffel natives Olivenöl extra

Salz und schwarzer Pfeffer nach Geschmack

Vorbereitung:

In einer großen Pfanne das Olivenöl bei mittlerer Hitze erhitzen. Die gehackten Knoblauchzehen hinzufügen und goldbraun braten, aber nicht verbrennen. Den gehackten Spinat in die Pfanne geben und kochen, bis er zusammenfällt. Überschüssige Flüssigkeit abgießen. In einer Schüssel den Ricotta mit der Hälfte des geriebenen Parmesans vermischen und mit Salz und Pfeffer abschmecken. Bereiten Sie eine Schicht Lasagne in einer leicht mit Öl gefetteten Backform vor. Fügen Sie eine Schicht vorbereiteten Ricotta, eine Schicht Spinat und eine Schicht pürierte Tomaten hinzu .

Wiederholen Sie diesen Vorgang, bis Ihnen die Zutaten ausgehen. Zum Schluss eine Schicht geriebenen Mozzarella-Käse und den restlichen geriebenen Parmesankäse darauf verteilen. Die Pfanne mit Alufolie abdecken und im vorgeheizten Backofen bei 180 °C 25–30 Minuten garen. Entfernen Sie die Folie und kochen Sie sie weitere 15 Minuten lang oder bis der Käse goldbraun und die Lasagne gleichmäßig heiß ist. Servieren Sie die Spinatlasagne mit heißem Ricotta und Tomaten .

BASMATIREIS MIT CURRY GEMÜSE

Zubereitungszeit: 15 Minuten

Kochzeit: 20–25 Minuten

Dosierung der Zutaten für 4 Personen:

1 Tasse Basmatireis

2 Tassen Gemüsebrühe

1 Zwiebel, fein gehackt

2 Karotten, gewürfelt

1 Zucchini, gewürfelt

1 rote Paprika, gewürfelt

2 Esslöffel Currypaste (nach Geschmack)

1 Dose Kokosmilch

2 Esslöffel natives Olivenöl extra

Salz und schwarzer Pfeffer nach Geschmack

Frischer Koriander zum Garnieren
(optional)

Vorbereitung:

In einem Topf das Olivenöl bei mittlerer Hitze erhitzen. Die gehackte Zwiebel dazugeben und goldbraun braten. Karotten, Zucchini und rote Paprika in den Topf geben und einige Minuten kochen, bis das Gemüse weich ist. Die Currypaste in den Topf geben und gut mit dem Gemüse vermischen. Geben Sie den Basmatireis in die Pfanne, rösten Sie ihn einige Minuten lang und vermischen Sie ihn mit dem Gemüse und dem Curry. Gemüsebrühe und Kokosmilch in den Topf geben. Zum Kochen bringen, dann die Hitze reduzieren und bei mittlerer Hitze 20–25 Minuten köcheln lassen, bis der Reis gar ist und die Flüssigkeit aufgesogen ist. Mit Salz und Pfeffer abschmecken. Bei Bedarf vor dem Servieren mit frischem Koriander garnieren. Den Basmatireis mit scharfem Currygemüse servieren.

KICHERERBSEN-UND TOMATENSUPPE

Zubereitungszeit: 10 Minuten

Kochzeit: 25–30 Minuten

Dosierung der Zutaten für 4 Personen:

2 Dosen Kichererbsen, abgetropft und abgespült

1 Zwiebel, fein gehackt

2 Knoblauchzehen, fein gehackt

1 Dose geschälte Tomaten

4 Tassen Gemüsebrühe

2 Esslöffel natives Olivenöl extra

2 Teelöffel Currypulver

1 Teelöffel süßer Paprika

Salz und schwarzer Pfeffer nach Geschmack

Gehackte frische Petersilie zum Garnieren (optional)

Vorbereitung:

In einem Topf das Olivenöl bei mittlerer
Hitze erhitzen. Die gehackte Zwiebel und
den Knoblauch dazugeben und goldbraun
braten. Das Currypulver und den süßen
Paprika in die Pfanne geben und gut mit der
Zwiebel und dem Knoblauch vermischen,
um sie leicht anzurösten. Die geschälten
Tomaten in die Pfanne geben und einige
Minuten kochen, bis sie weich sind. Die
abgetropften und abgespülten Kichererbsen
in die Pfanne geben. Die Gemüsebrühe in
den Topf gießen und zum Kochen bringen.
Dann die Hitze reduzieren und bei mittlerer
Hitze 20–25 Minuten garen. Verwenden Sie
einen Stabmixer, um die Suppe teilweise zu
pürieren, und lassen Sie ein paar
Kichererbsenstücke übrig, um eine rustikale
Konsistenz zu erhalten. Mit Salz und Pfeffer
abschmecken. Nach Belieben vor dem
Servieren mit gehackter frischer Petersilie
garnieren. Die Kichererbsen- und
Tomatensuppe heiß servieren .

REZEPTE
ZWEITE GÄNGE

LACHS MIT ZITRONE BROKKOLI SEITE

Zubereitungszeit: 15 Minuten

Kochzeit: 15–20 Minuten

Dosierung der Zutaten für 4 Personen:

4 Lachsfilets

2 Zitronen, eine in Scheiben geschnitten und eine entsaftet

2 Knoblauchzehen, fein gehackt

1/4 Tasse frische Petersilie, gehackt

2 Esslöffel natives Olivenöl extra

Salz und schwarzer Pfeffer nach Geschmack

4 Tassen frischer Brokkoli, in Röschen geschnitten

Vorbereitung:

Den Backofen auf 180°C vorheizen. Die Lachsfilets auf ein leicht mit Olivenöl gefettetes Backblech legen. Den Zitronensaft über den Lachs pressen. Die Zitronenscheiben auf den Lachs legen und mit gehacktem Knoblauch und frischer Petersilie bestreuen. Mit Salz und Pfeffer abschmecken. Im vorgeheizten Ofen 15 bis 20 Minuten backen oder bis der Lachs vollständig gegart ist und sich mit einer Gabel leicht zerteilen lässt. In der Zwischenzeit den Brokkoli in kochendem Salzwasser 3-4 Minuten kochen, bis er weich, aber noch knusprig ist . Lassen Sie sie abtropfen. Den Zitronenlachs mit der heißen Brokkoligarnitur servieren.

GEGRILLTES RINDERSTEAK MIT SPINATSALAT

Zubereitungszeit: 10 Minuten

Kochzeit: 10-15 Minuten

Dosierung der Zutaten für 4 Personen:

4 Rindersteaks à 250g

2 Esslöffel natives Olivenöl extra

2 Knoblauchzehen, fein gehackt

1 Teelöffel frischer Rosmarin, gehackt

Salz und schwarzer Pfeffer nach Geschmack

200 g frischer Spinat

1/4 Tasse geröstete Walnüsse, gehackt

1/4 Tasse geriebener Parmesan

Saft von 1 Zitrone

Vorbereitung:

In einer Schüssel Olivenöl, gehackten Knoblauch, frischen Rosmarin, Salz und Pfeffer vermischen. Mit dieser Mischung die Rindersteaks mindestens 10–15 Minuten marinieren. Eine Grillplatte oder eine beschichtete Pfanne bei mittlerer bis hoher Hitze vorheizen. Braten Sie die Rindersteaks auf der vorgeheizten Grillplatte 4–5 Minuten pro Seite (für seltenes Garen) oder länger, wenn Sie eine andere Garmethode bevorzugen. Bereiten Sie in der Zwischenzeit den Spinatsalat vor. In einer großen Schüssel den frischen Spinat mit den gerösteten Walnüssen, geriebenem Parmesan und Zitronensaft vermischen. Den Spinatsalat mit Salz und Pfeffer abschmecken. Servieren Sie die gegrillten Rindersteaks heiß mit dem Spinatsalat.

TILAPIA MIT ZITRUS-SPINAT-SAUCE

Zubereitungszeit: 10 Minuten

Kochzeit: 10-12 Minuten

Dosierung der Zutaten für 4 Personen:

4 Tilapiafilets

2 Orangen, eine in Scheiben geschnitten und eine entsaftet

2 Zitronen, eine in Scheiben geschnitten und eine entsaftet

2 Esslöffel natives Olivenöl extra

2 Knoblauchzehen, fein gehackt

1 Teelöffel geriebener frischer Ingwer

200 g frischer Spinat

Salz und schwarzer Pfeffer nach Geschmack

Vorbereitung:

Den Backofen auf 180°C vorheizen. In einer Schüssel Orangen- und Zitronensaft, Olivenöl, gehackten Knoblauch, geriebenen Ingwer, Salz und Pfeffer vermischen. Die Tilapiafilets auf ein leicht mit Olivenöl gefettetes Backblech legen. Gießen Sie die Zitrussauce über die Tilapiafilets. Die Orangen- und Zitronenscheiben auf den Fisch legen. Im vorgeheizten Ofen 10 bis 12 Minuten backen oder bis der Tilapia vollständig gegart ist und sich mit einer Gabel leicht zersplittern lässt. In der Zwischenzeit den Spinat in einer Pfanne mit etwas Olivenöl kochen, bis er zusammenfällt. Servieren Sie den Tilapia mit der Zitrussauce und dem Spinat.

GEGRILLTER LACHS MIT AVOCADO SAUCE

Zubereitungszeit: 15 Minuten

Kochzeit: 10-12 Minuten

Dosierung der Zutaten für 4 Personen:

4 Lachsfilets

2 reife Avocados , geschält und entkernt

Saft von 2 Limetten

2 Knoblauchzehen, fein gehackt

1/4 Tasse frischer Koriander, gehackt

2 Esslöffel natives Olivenöl extra

Salz und schwarzer Pfeffer nach Geschmack

Vorbereitung:

In einer Schüssel die Avocados mit einer Gabel zerdrücken. Limettensaft, gehackten Knoblauch, frischen Koriander, Olivenöl, Salz und Pfeffer hinzufügen. Gut vermischen, um die Avocadosauce zuzubereiten. Die Lachsfilets leicht mit Olivenöl bestreichen und auf dem vorgeheizten Grill bei mittlerer bis hoher Hitze 5 bis 6 Minuten pro Seite garen oder bis der Lachs vollständig gegart ist und schöne Streifen vom Grill hat. Den gegrillten Lachs heiß servieren, mit der Avocadosauce darüber.

BASILIKUM-LACHS MIT QUINOA

Zubereitungszeit: 15 Minuten

Kochzeit: 15–20 Minuten

Dosierung der Zutaten für 4 Personen:

4 Lachsfilets

1 Tasse Quinoa

2 Tassen Gemüsebrühe

1/2 Tasse frisches Basilikum, gehackt

Saft von 1 Zitrone

2 Esslöffel natives Olivenöl extra

2 Knoblauchzehen, fein gehackt

Salz und schwarzer Pfeffer nach Geschmack

Vorbereitung:

In einer Schüssel gehacktes frisches Basilikum, Zitronensaft, gehackten Knoblauch, Olivenöl, Salz und Pfeffer vermischen. Mit dieser Mischung die Lachsfilets mindestens 15–20 Minuten marinieren. Spülen Sie den Quinoa unter fließendem kaltem Wasser ab. In einem Topf die Gemüsebrühe zum Kochen bringen. Den Quinoa hinzufügen, die Hitze reduzieren, abdecken und 15–20 Minuten köcheln lassen, bis der Quinoa gar ist und die gesamte Flüssigkeit aufgesogen hat. Eine beschichtete Pfanne bei mittlerer bis hoher Hitze vorheizen und die marinierten Lachsfilets auf jeder Seite 4–5 Minuten braten, oder bis sie vollständig gar sind . Servieren Sie den Basilikum-Lachs heiß, begleitet von der gekochten Quinoa.

SCHWEINEFLEISCH IN DIJON-SENF MIT KOHLBEILAGE

Zubereitungszeit: 15 Minuten

Kochzeit: 20–25 Minuten

Dosierung der Zutaten für 4 Personen:

4 Schweinesteaks (je ca. 200g)

2 Esslöffel Dijon-Senf

2 Esslöffel Honig

2 Knoblauchzehen, fein gehackt

2 Esslöffel natives Olivenöl extra

Salz und schwarzer Pfeffer nach Geschmack

1 Kohl, in Streifen geschnitten

Saft von 1 Zitrone

Vorbereitung:

In einer Schüssel Dijon-Senf, Honig, gehackten Knoblauch, Olivenöl, Salz und Pfeffer vermischen. Mit dieser Mischung die Schweinesteaks mindestens 15–20 Minuten marinieren. Eine Grillplatte oder eine beschichtete Pfanne bei mittlerer bis hoher Hitze vorheizen. Die marinierten Schweinesteaks auf der vorgeheizten Grillplatte 4-5 Minuten pro Seite garen oder bis sie gar sind. In der Zwischenzeit die Kohlbeilage zubereiten. In einer großen Schüssel den zerkleinerten Kohl mit Zitronensaft, Olivenöl, Salz und Pfeffer vermischen. Servieren Sie die Schweinesteaks scharf mit Dijon-Senf und der Kohlgarnitur.

GEGRILLTES HÄHNCHEN MIT MANGOSALSA

Zubereitungszeit: 15 Minuten

Kochzeit: 15–20 Minuten

Dosierung der Zutaten für 4 Personen:

4 Hähnchenbrüste

2 Tassen frische Mango, geschält und gewürfelt

Saft von 2 Zitronen

2 Esslöffel natives Olivenöl extra

1 Knoblauchzehe, fein gehackt

1 Teelöffel getrocknete rote Chili (optional)

Salz und schwarzer

Pfeffer nach Geschmack

Vorbereitung:

In einer Schüssel frische Mango,
Zitronensaft, gehackten Knoblauch,
Olivenöl, getrocknete rote Chilischote (falls
gewünscht), Salz und Pfeffer vermischen.
Mit dieser Mischung die Hähnchenbrüste
mindestens 15–20 Minuten marinieren. Den
Grill auf mittlere bis hohe Hitze vorheizen.
Die marinierten Hähnchenbrüste auf dem
vorgeheizten Grill 6 bis 8 Minuten pro Seite
garen oder bis sie durchgegart sind und
schöne Streifen vom Grill haben. In der
Zwischenzeit die restliche Mangosalsa in
einem kleinen Topf zum Kochen bringen und
3–5 Minuten kochen, bis sie leicht eingedickt
ist. Servieren Sie das gegrillte Hähnchen heiß
mit der Mangosalsa darüber.

GEBACKENE SEEZUNGE MIT ZITRONEN-PETERSILIENSAUCE

Zubereitungszeit: 15 Minuten

Kochzeit: 20–25 Minuten

Dosierung der Zutaten für 4 Personen:

4 Seezungenfilets

2 Zitronen, eine in Scheiben geschnitten und eine entsaftet

2 Esslöffel frische Petersilie, gehackt

2 Esslöffel natives Olivenöl extra

2 Knoblauchzehen, fein gehackt

Salz und schwarzer Pfeffer nach Geschmack

Vorbereitung:

Den Backofen auf 180°C vorheizen. In einer Schüssel Zitronensaft, gehackte frische Petersilie, Olivenöl, gehackten Knoblauch, Salz und Pfeffer vermischen. Diese Mischung wird die Soße für den Fisch sein. Die Seezungenfilets auf ein leicht mit Olivenöl gefettetes Backblech legen. Die Zitronen-Petersilien-Sauce über die Seezungenfilets gießen. Die Zitronenscheiben auf den Fisch legen. Im vorgeheizten Ofen 20–25 Minuten backen oder bis die Seezunge vollständig gegart ist und sich mit einer Gabel leicht lösen lässt. Die gebackene Seezunge mit der Zitronen-Petersilien-Sauce servieren.

ROSMARIN HÄHNCHEN MIT GERÖSTETEN KAROTTEN

Zubereitungszeit: 15 Minuten (inkl. Marinade)

Kochzeit: 30–35 Minuten

Dosierung der Zutaten für 4 Personen:

4 Hähnchenbrüste

2 Esslöffel natives Olivenöl extra

2 Esslöffel frischer Rosmarin, gehackt

2 Knoblauchzehen, fein gehackt

Salz und schwarzer Pfeffer nach Geschmack

4 Karotten, geschält und in Stifte geschnitten

2 Esslöffel Honig

1 Esslöffel Zitronensaft

Vorbereitung:

In einer Schüssel Olivenöl, gehackten frischen Rosmarin, gehackten Knoblauch, Salz und Pfeffer vermischen. Mit dieser Mischung die Hähnchenbrüste mindestens 15–20 Minuten marinieren. Den Backofen auf 180°C vorheizen. Die Hähnchenbrüste auf ein leicht mit Olivenöl gefettetes Backblech legen. Ordnen Sie die Karottenstifte ebenfalls rund um das Hähnchen an. In einer kleinen Schüssel Honig und Zitronensaft vermischen. Gießen Sie diese Mischung über das Huhn und die Karotten. Im vorgeheizten Ofen 30 bis 35 Minuten backen oder bis das Huhn vollständig gegart und die Karotten zart sind. Als Beilage das Rosmarinhähnchen mit den gerösteten Karotten servieren.

GEGRILLTER LACHS MIT INGWER- KNOBLAUCH- SAUCE

Zubereitungszeit: 15 Minuten

(Marinade inklusive)

Kochzeit: 10-12 Minuten

Dosierung der Zutaten für 4 Personen:

4 Lachsfilets

2 Esslöffel geriebener frischer Ingwer

3 Knoblauchzehen, fein gehackt

2 Esslöffel Sojasauce

2 Esslöffel natives Olivenöl extra

Saft von 1 Zitrone

Salz und schwarzer Pfeffer nach Geschmack

Vorbereitung:

In einer Schüssel frisch geriebenen Ingwer, gehackten Knoblauch, Sojasauce, Olivenöl, Zitronensaft, Salz und Pfeffer vermischen. Mit dieser Mischung die Lachsfilets mindestens 15–20 Minuten marinieren. Den Grill auf mittlere bis hohe Hitze vorheizen. Die marinierten Lachsfilets auf dem vorgeheizten Grill 5-6 Minuten pro Seite garen oder bis sie gar sind. Den gegrillten Lachs heiß mit der Ingwer-Knoblauch-Sauce servieren.

ENTENBRUST MIT ORANGEN MIT RUKOLASALAT

Zubereitungszeit: 20 Minuten

Kochzeit: 20–25 Minuten

Dosierung der Zutaten für 4 Personen:

4 Entenbrüste

Salz und schwarzer Pfeffer nach Geschmack

2 Orangen, eine für den Saft und eine in dünne Scheiben geschnitten

1/2 Tasse Rotwein

2 Esslöffel Honig

4 Handvoll frischer Rucola

2 Esslöffel natives Olivenöl extra

Geriebener Pecorino-Käse (optional)

Vorbereitung:

Den Backofen auf 180°C vorheizen. Die Haut der Entenbrüste schräg einschneiden und mit Salz und Pfeffer würzen. In einer beschichteten Pfanne die Entenbrüste mit der Hautseite nach unten bei mittlerer bis hoher Hitze 6–8 Minuten braten, bis die Haut knusprig ist. Dann die Brüste wenden und auf der anderen Seite 2-3 Minuten garen. Die Entenbrüste auf ein Backblech legen und im vorgeheizten Ofen 12–15 Minuten oder bis zum gewünschten Gargrad garen. In der Zwischenzeit die Orangensauce zubereiten. In einem Topf Orangensaft, Rotwein und Honig vermischen. Bei mittlerer Hitze kochen, bis die Sauce leicht eindickt. Servieren Sie die Entenbrüste mit der Orangensauce und einem Bett aus frischem Rucola. Nach Belieben etwas geriebenen Pecorino-Käse über den Rucola geben.

ZITRONENHÄHNCHEN MIT SPARGELBEILAGE.

Zubereitungszeit: 15 Minuten

(Marinade inklusive)

Kochzeit: 25–30 Minuten

Dosierung der Zutaten für 4 Personen:

4 Hähnchenbrüste

Saft von 2 Zitronen

Abgeriebene Schale von 1 Zitrone

4 Knoblauchzehen, fein gehackt

2 Esslöffel natives Olivenöl extra

1 Esslöffel getrockneter Oregano

Salz und schwarzer Pfeffer nach Geschmack

1 Bund Spargel, gehackt

(Entfernen des harten Teils)

Vorbereitung:

In einer Schüssel Zitronensaft, abgeriebene Zitronenschale, gehackten Knoblauch, Olivenöl, getrockneten Oregano, Salz und Pfeffer vermischen. Mit dieser Mischung die Hähnchenbrüste mindestens 15–20 Minuten marinieren. Den Backofen auf 180°C vorheizen. Die Hähnchenbrüste auf ein leicht mit Olivenöl gefettetes Backblech legen. Den Spargel um das Hähnchen legen. Im vorgeheizten Ofen 25–30 Minuten backen oder bis das Huhn vollständig gegart und der Spargel zart ist. Das Zitronenhähnchen heiß servieren, mit Spargel als Beilage.

SCHWEINESTEAK MIT GEKOCHTER APFELSAUCE

Zubereitungszeit: 15 Minuten

Kochzeit: 20–25 Minuten

Dosierung der Zutaten für 4 Personen:

4 Schweinesteaks (je ca. 200g)

Salz und schwarzer Pfeffer nach Geschmack

4 Äpfel, geschält, entkernt und in Würfel geschnitten

2 Esslöffel Butter

2 Esslöffel brauner Zucker

1 Teelöffel gemahlener Zimt

1/2 Tasse Hühnerbrühe

Vorbereitung:

Eine beschichtete Pfanne bei mittlerer bis hoher Hitze vorheizen. Die Schweinesteaks mit Salz und Pfeffer würzen. Schweinesteaks in der vorgeheizten Pfanne 4 bis 5 Minuten pro Seite braten oder bis sie gar sind. Währenddessen in einem Topf die Butter schmelzen. Die gewürfelten Äpfel, den braunen Zucker und den Zimt hinzufügen. Bei mittlerer Hitze kochen, bis die Äpfel weich und karamellisiert sind. Die Hühnerbrühe zu den Äpfeln geben und weitere 5 Minuten kochen lassen. Servieren Sie die Schweinesteaks heiß mit der gekochten Apfelsauce darüber.

LACHS MIT RUKOLA-PESTO MIT QUINOA-SEITE

Zubereitungszeit: 15 Minuten

(Marinade inklusive)

Kochzeit: 15–20 Minuten

Dosierung der Zutaten für 4 Personen:

4 Lachsfilets

2 Tassen frischer Rucola

1/2 Tasse Walnüsse

1/4 Tasse geriebener Parmesankäse

2 Esslöffel natives Olivenöl extra

2 Knoblauchzehen

Saft von 1 Zitrone

Salz und schwarzer Pfeffer nach Geschmack

1 Tasse Quinoa

Vorbereitung:

In einer Schüssel Rucola, Walnüsse, geriebenen Parmesan, Olivenöl, Knoblauch, Zitronensaft, Salz und Pfeffer vermischen. Mit dieser Mischung die Lachsfilets mindestens 15–20 Minuten marinieren. Eine beschichtete Pfanne bei mittlerer bis hoher Hitze vorheizen. Die marinierten Lachsfilets in der vorgeheizten Pfanne 4-5 Minuten pro Seite anbraten oder bis sie vollständig gegart sind. In der Zwischenzeit den Quinoa nach Packungsanleitung kochen. Den Lachs mit Rucola-Pesto und einer Beilage Quinoa servieren.

HÄHNCHENCURRY MIT GEGRILLTER AUBERGINE

Zubereitungszeit: 20 Minuten

(Marinade inklusive)

Kochzeit: 20–25 Minuten

Dosierung der Zutaten für 4 Personen:

4 Hähnchenbrüste

2 Esslöffel Currypulver

1 Tasse griechischer Joghurt

Saft von 1 Zitrone

Salz und schwarzer Pfeffer nach Geschmack

2 Auberginen, in Scheiben geschnitten

2 Esslöffel natives Olivenöl extra

Vorbereitung:

In einer Schüssel Currypulver, griechischen Joghurt , Zitronensaft, Salz und Pfeffer vermischen. Mit dieser Mischung die Hähnchenbrüste mindestens 15–20 Minuten marinieren. Einen Grill oder eine beschichtete Pfanne bei mittlerer bis hoher Hitze vorheizen. Marinierte Hähnchenbrust auf dem Grill oder in der vorgeheizten Pfanne 6 bis 8 Minuten pro Seite garen oder bis sie gar sind. In der Zwischenzeit die Auberginenscheiben mit Olivenöl bestreichen und grillen, bis sie weich und leicht gebräunt sind. Als Beilage das Hähnchencurry mit den gegrillten Auberginen servieren.

GEBACKENES BALKENFILET MIT TOMATEN

Zubereitungszeit: 15 Minuten

Kochzeit: 20–25 Minuten

Dosierung der Zutaten für 4 Personen:

4 Wolfsbarschfilets

2 Tassen Kirschtomaten

4 Knoblauchzehen, fein gehackt

1/4 Tasse natives Olivenöl extra

Saft von 1 Zitrone

1 Teelöffel getrockneter Oregano

Salz und schwarzer Pfeffer nach Geschmack

Vorbereitung:

Den Backofen auf 180°C vorheizen. In einer
Schüssel Kirschtomaten, gehackten
Knoblauch, Olivenöl, Zitronensaft,
getrockneten Oregano, Salz und Pfeffer
vermischen. Die Wolfsbarschfilets auf ein
leicht mit Olivenöl gefettetes Backblech
legen. Die Kirschtomatenmischung über die
Wolfsbarschfilets gießen. Im vorgeheizten
Ofen 20–25 Minuten backen oder bis der
Wolfsbarsch vollständig gar ist und die
Kirschtomaten leicht karamellisiert sind. Als
Beilage das gebackene Wolfsbarschfilet mit
den Kirschtomaten servieren.

SENFHÄHNCHENBRUST MIT LINSENSALAT

Zubereitungszeit: 15 Minuten

(Marinade inklusive)

Kochzeit: 20–25 Minuten

Dosierung der Zutaten für 4 Personen:

4 Hähnchenbrüste

4 Esslöffel Senf

2 Esslöffel Honig

1 Esslöffel natives Olivenöl extra

Saft von 1 Zitrone

Salz und schwarzer Pfeffer nach Geschmack

2 Tassen gekochte und abgetropfte Linsen

1 Bund frische Petersilie, gehackt

1/2 rote Zwiebel, fein gehackt

1/4 Tasse Rotweinessig

Vorbereitung:

In einer Schüssel Senf, Honig, Olivenöl,
Zitronensaft, Salz und Pfeffer vermischen.
Mit dieser Mischung die Hähnchenbrüste
mindestens 15–20 Minuten marinieren. Eine
beschichtete Pfanne bei mittlerer bis hoher
Hitze vorheizen. Die marinierten
Hähnchenbrüste in der vorgeheizten Pfanne
4–5 Minuten pro Seite braten, oder bis sie
gar sind. Währenddessen in einer Schüssel
die gekochten Linsen, die gehackte Petersilie,
die gehackten roten Zwiebeln und den
Rotweinessig vermischen. Als Beilage die
Senf-Hähnchenbrust mit dem Linsensalat
servieren.

GEGRILLTER LACHS MIT SÜSSER CHILI SAUCE

Zubereitungszeit: 10 Minuten

(Marinade inklusive)

Kochzeit: 10-12 Minuten

Dosierung der Zutaten für 4 Personen:

4 Lachsfilets

2 Esslöffel natives Olivenöl extra

2 Esslöffel süßes Chilipulver

2 Knoblauchzehen, fein gehackt

Saft von 1 Zitrone

Salz und schwarzer Pfeffer nach Geschmack

Vorbereitung:

In einer Schüssel Olivenöl, süßes Chilipulver, gehackten Knoblauch, Zitronensaft, Salz und Pfeffer vermischen. Mit dieser Mischung die Lachsfilets mindestens 10–15 Minuten marinieren. Eine Grillplatte oder eine beschichtete Pfanne bei mittlerer bis hoher Hitze vorheizen. Die marinierten Lachsfilets auf der vorgeheizten Grillplatte 4-5 Minuten pro Seite garen oder bis sie vollständig gegart sind. Den gegrillten Lachs mit der süßen Chilisauce darüber servieren.

ROSMARIN-SCHWEINEFLEISCH MIT SÜSSKARTOFFELBEILAGE

Zubereitungszeit: 15 Minuten

(Marinade inklusive)

Kochzeit: 25–30 Minuten

Dosierung der Zutaten für 4 Personen:

4 Schweinesteaks

2 Esslöffel natives Olivenöl extra

2 Esslöffel frischer Rosmarin, gehackt

2 Knoblauchzehen, fein gehackt

Saft von 1 Zitrone

Salz und schwarzer Pfeffer nach Geschmack

4 Süßkartoffeln, in Scheiben geschnitten

Vorbereitung:

In einer Schüssel Olivenöl, frischen Rosmarin, gehackten Knoblauch, Zitronensaft, Salz und Pfeffer vermischen. Mit dieser Mischung die Schweinesteaks mindestens 15–20 Minuten marinieren. Den Backofen auf 180°C vorheizen. Die Schweinesteaks auf ein leicht mit Olivenöl gefettetes Backblech legen. Legen Sie die Süßkartoffelscheiben um das Schweinefleisch herum. Im vorgeheizten Ofen 25 bis 30 Minuten backen oder bis das Schweinefleisch vollständig gegart und die Süßkartoffeln zart sind. Servieren Sie das Rosmarin-Schweinefleisch mit Süßkartoffeln als Beilage.

GEGRILLTES HÄHNCHEN MIT MANGO-AVOCADO-SALSA

Zubereitungszeit: 20 Minuten

Kochzeit: 15–20 Minuten

Dosierung der Zutaten für 4 Personen:

4 Hähnchenbrüste

2 reife Mangos, geschält,

entsteinen und in Würfel schneiden

2 reife Avocados, geschält und in Würfel geschnitten

Saft von 2 Zitronen

2 Esslöffel natives Olivenöl extra

1 Teelöffel rote Chilischote

frisch, gehackt (optional)

Salz und schwarzer Pfeffer nach Geschmack

Vorbereitung:

In einer Schüssel Mangowürfel, Avocadowürfel, Zitronensaft, Olivenöl, rote Chilischote (falls gewünscht), Salz und Pfeffer vermischen. Dies wird die Mango-Avocado-Salsa sein. In einer anderen Schüssel die Hähnchenbrüste mit etwas Olivenöl, Salz und Pfeffer marinieren. Den Grill auf mittlere bis hohe Hitze vorheizen. Marinierte Hähnchenbrustfilets auf jeder Seite 6–8 Minuten grillen oder bis sie gar sind. Servieren Sie das gegrillte Hähnchen mit der Mango-Avocado-Salsa darüber.

ZITRONEN-TILAPIA MIT SAUTIERTEM SPINAT

Zubereitungszeit: 15 Minuten

Kochzeit: 10-12 Minuten

Dosierung der Zutaten für 4 Personen:

4 Tilapiafilets

2 Zitronen, eine in Scheiben geschnitten und eine für den Saft

2 Esslöffel natives Olivenöl extra

2 Knoblauchzehen, fein gehackt

1/2 Teelöffel Chilischote

trockenes Rot (optional)

4 Tassen frischer Spinat

Salz und schwarzer Pfeffer nach Geschmack

Vorbereitung:

In einer Schüssel Zitronensaft, Olivenöl, gehackten Knoblauch, getrocknete rote Chilischote (falls gewünscht), Salz und Pfeffer vermischen. Das wird die Marinade sein. Marinieren Sie die Tilapiafilets in der Mischung etwa 10–15 Minuten lang. Eine beschichtete Pfanne bei mittlerer bis hoher Hitze vorheizen. Die marinierten Tilapiafilets in der vorgeheizten Pfanne 4–5 Minuten pro Seite braten, bis sie vollständig gegart und goldbraun sind. In der Zwischenzeit den Spinat in einer Pfanne mit etwas Olivenöl und Knoblauch kurz anbraten, bis er zusammenfällt. Servieren Sie den Zitronen-Tilapia mit Zitronenscheiben als Dekoration und sautiertem Spinat als Beilage.

ENTENBRUST MIT HIMBEERSOSSE

Zubereitungszeit: 15 Minuten

Kochzeit: 15–20 Minuten

Dosierung der Zutaten für 4 Personen:

4 Entenbrüste

1 Tasse frische oder gefrorene Himbeeren

2 Esslöffel Honig

2 Esslöffel Balsamico-Essig

2 Esslöffel natives Olivenöl extra

Salz und schwarzer Pfeffer nach Geschmack

Vorbereitung:

In einer Schüssel Himbeeren, Honig, Balsamico-Essig, Salz und Pfeffer vermischen. Das wird die Himbeersauce sein. In einer anderen Schüssel die Entenbrüste mit etwas Olivenöl, Salz und Pfeffer marinieren. Eine beschichtete Pfanne bei mittlerer bis hoher Hitze vorheizen. Die marinierten Entenbrüste in der vorgeheizten Pfanne mit der Hautseite nach unten 6–8 Minuten garen. Drehen Sie sie dann um und kochen Sie sie weitere 6–8 Minuten oder bis sie den gewünschten Garpunkt erreicht haben. Die Himbeersauce in einem Topf bei schwacher Hitze erhitzen, bis sie heiß ist. Die Entenbrust mit der Himbeersauce darüber servieren.

HÜHNERCURRY MIT GEGRILLTER ZUCCHINI-SEITE

Zubereitungszeit: 20 Minuten

Kochzeit: 20–25 Minuten

Dosierung der Zutaten für 4 Personen:

4 Hähnchenbrüste

2 Esslöffel Currypulver

1 Tasse griechischer Joghurt

Saft von 1 Zitrone

Salz und schwarzer Pfeffer nach Geschmack

4 Zucchini, in dünne Scheiben schneiden

2 Esslöffel natives Olivenöl extra

Vorbereitung:

In einer Schüssel Currypulver, griechischen Joghurt , Zitronensaft, Salz und Pfeffer vermischen. Dies wird die Curry-Marinade sein. In einer anderen Schüssel die Hähnchenbrüste mit der Currymarinade mindestens 15–20 Minuten marinieren. Einen Grill oder eine beschichtete Pfanne bei mittlerer bis hoher Hitze vorheizen. Marinierte Hähnchenbrust auf dem Grill oder in der vorgeheizten Pfanne 6 bis 8 Minuten pro Seite garen oder bis sie gar sind. In der Zwischenzeit die Zucchinischeiben mit Olivenöl bestreichen und grillen, bis sie weich und leicht gebräunt sind. Als Beilage das Hähnchencurry mit den gegrillten Zucchini servieren.

GEGRILLTES RINDERSTEAK MIT CAPRESE-SALAT

Zubereitungszeit: 15 Minuten

Kochzeit: 10-15 Minuten

Dosierung der Zutaten für 4 Personen:

4 Rindersteaks (Zuschnitt nach Wahl)

2 Esslöffel natives Olivenöl extra

2 Knoblauchzehen, fein gehackt

2 Esslöffel frischer Rosmarin, gehackt

Salz und schwarzer Pfeffer nach Geschmack

4 reife Tomaten

1 Büffelmozzarella, in Scheiben geschnitten

Frische Basilikumblätter

Balsamico-Essig-Reduktion (optional)

Vorbereitung:

In einer Schüssel Olivenöl, gehackten Knoblauch, frischen Rosmarin, Salz und Pfeffer vermischen. Das wird die Marinade sein. Die Rindersteaks mindestens 15–20 Minuten mit der Marinade marinieren. Den Grill auf mittlere bis hohe Hitze vorheizen. Marinierte Rindersteaks 4 bis 6 Minuten pro Seite grillen oder bis der gewünschte Gargrad erreicht ist. In der Zwischenzeit die Tomaten in dicke Scheiben schneiden und abwechselnd mit Büffelmozzarellascheiben auf einem Teller anrichten. Garnieren Sie den Caprese-Salat mit frischen Basilikumblättern und nach Wunsch mit einer Balsamico-Essig-Reduktion. Servieren Sie die gegrillten Rindersteaks mit dem Caprese-Salat als Beilage.

BASILIKUM LACHS
MIT BASMATI REIS

Zubereitungszeit: 15 Minuten

Kochzeit: 15–20 Minuten

Dosierung der Zutaten für 4 Personen:

4 Lachsfilets

1 Tasse frische Basilikumblätter

Saft von 1 Zitrone

2 Esslöffel natives Olivenöl extra

Salz und schwarzer Pfeffer nach Geschmack

2 Tassen Basmatireis

4 Tassen Wasser

Vorbereitung:

In einem Mixer frische Basilikumblätter, Zitronensaft, Olivenöl, Salz und Pfeffer zu einer Basilikummarinade vermischen. Die Lachsfilets mit der Basilikummarinade mindestens 15–20 Minuten marinieren. Während der marinierte Lachs ruht, kochen Sie den Basmatireis gemäß den Anweisungen auf der Packung in Wasser. Eine beschichtete Pfanne bei mittlerer bis hoher Hitze vorheizen. Die marinierten Lachsfilets in der vorgeheizten Pfanne 4-5 Minuten pro Seite anbraten oder bis sie vollständig gegart sind. Als Beilage den Basilikumlachs mit Basmatireis servieren.

KABELJAUFILET MIT ZITRUSSAUCE UND ROTEN ZWIEBELN

Zubereitungszeit: 15 Minuten

Kochzeit: 15–20 Minuten

Dosierung der Zutaten für 4 Personen:

4 Kabeljaufilets

Saft von 2 Orangen

Saft von 1 Zitrone

1 rote Zwiebel, in dünne Scheiben geschnitten

2 Esslöffel natives Olivenöl extra

2 Esslöffel Honig

Salz und schwarzer Pfeffer nach Geschmack

Geriebene Zitrusschale

(Orange und Zitrone) zum Garnieren

Vorbereitung:

In einer Schüssel Orangensaft, Zitronensaft, Olivenöl, Honig, Salz und Pfeffer vermischen. Dies wird die Zitrusmarinade sein. Marinieren Sie die Kabeljaufilets mindestens 15–20 Minuten lang mit der Zitrusmarinade. Eine beschichtete Pfanne bei mittlerer bis hoher Hitze vorheizen. Die marinierten Kabeljaufilets in der vorgeheizten Pfanne 4–5 Minuten pro Seite braten, bis sie vollständig gegart und goldbraun sind. In der Zwischenzeit in einer Pfanne die roten Zwiebelscheiben mit etwas Olivenöl anbraten, bis sie weich und leicht karamellisiert sind. Das Kabeljaufilet mit der Zitrussauce und den roten Zwiebeln servieren. Mit geriebener Zitrusschale garnieren.

SCHWARZES PFEFFER HÄHNCHEN UND GRÜNER BOHNEN SEITE

Zubereitungszeit: 15 Minuten

Kochzeit: 15–20 Minuten

Dosierung der Zutaten für 4 Personen:

4 Hähnchenbrüste

2 Esslöffel ganzer schwarzer Pfeffer

2 Esslöffel natives Olivenöl extra

2 Knoblauchzehen, fein gehackt

2 Tassen grüne Bohnen, gereinigt und in Stücke geschnitten

Salz und schwarzer Pfeffer nach Geschmack

Vorbereitung:

In einer Schüssel die schwarzen Pfefferkörner mit der Rückseite eines Löffels grob zerdrücken. Marinieren Sie die Hähnchenbrust mit zerstoßenem schwarzem Pfeffer, Olivenöl, gehacktem Knoblauch, Salz und schwarzem Pfeffer mindestens 15–20 Minuten lang. Eine beschichtete Pfanne bei mittlerer bis hoher Hitze vorheizen. Die marinierten Hähnchenbrustfilets in der vorgeheizten Pfanne 6-8 Minuten pro Seite anbraten, oder bis sie gar sind. In der Zwischenzeit die grünen Bohnen in einem Topf mit kochendem Wasser weich, aber knusprig kochen (ca. 5–7 Minuten) und dann abgießen. Servieren Sie das Hähnchen mit schwarzem Pfeffer und den grünen Bohnen als Beilage.

SENFLACHS MIT MIT BROCCOLINI

Zubereitungszeit: 15 Minuten

Kochzeit: 15–20 Minuten

Dosierung der Zutaten für 4 Personen:

4 Lachsfilets

2 Esslöffel Dijon-Senf

2 Esslöffel Honig

2 Esslöffel natives Olivenöl extra

2 Knoblauchzehen, fein gehackt

Salz und schwarzer Pfeffer nach Geschmack

1 Bund Broccolini

Vorbereitung:

In einer Schüssel Dijon-Senf, Honig, Olivenöl, gehackten Knoblauch, Salz und Pfeffer vermischen. Dies wird die Senfmarinade sein. Die Lachsfilets mit der Senfmarinade mindestens 15–20 Minuten marinieren. Einen Grill oder eine beschichtete Pfanne bei mittlerer bis hoher Hitze vorheizen. Die marinierten Lachsfilets auf dem Grill oder in der vorgeheizten Pfanne 4–5 Minuten pro Seite garen oder bis sie gar sind. In der Zwischenzeit den Broccolini durch Dämpfen oder Kochen von Wasser kochen, bis er zart, aber knusprig ist (ca. 4–5 Minuten). Den Senflachs mit Broccolini als Beilage servieren.

HÄHNCHEN MIT THYMIAN, MIT PILZEINSAUCE BEIGELEGT

Zubereitungszeit: 20 Minuten

Kochzeit: 20–25 Minuten

Dosierung der Zutaten für 4 Personen:

4 Hähnchenbrüste

2 Esslöffel natives Olivenöl extra

2 Esslöffel frischer Thymian, gehackt

2 Knoblauchzehen, fein gehackt

Salz und schwarzer Pfeffer nach Geschmack

500 g gemischte Champignons, in Scheiben geschnitten

2 Esslöffel Butter

Saft von 1 Zitrone

Vorbereitung:

In einer Schüssel Olivenöl, frischen Thymian, gehackten Knoblauch, Salz und Pfeffer vermischen. Dies wird die Thymianmarinade sein. Die Hähnchenbrüste mit der Thymianmarinade mindestens 20–30 Minuten marinieren. Eine beschichtete Pfanne bei mittlerer bis hoher Hitze vorheizen. Die marinierten Hähnchenbrustfilets in der vorgeheizten Pfanne 6-8 Minuten pro Seite anbraten, oder bis sie gar sind. In der Zwischenzeit in einer separaten Pfanne die Butter erhitzen und die in Scheiben geschnittenen Champignons goldbraun und zart kochen (ca. 5–7 Minuten). Den Zitronensaft zu den sautierten Pilzen geben und gut vermischen. Als Beilage das Thymianhähnchen mit den sautierten Pilzen servieren.

SCHWEINESTEAK MIT SENF-HONIG-SOSSE

Zubereitungszeit: 15 Minuten

Kochzeit: 15–20 Minuten

Dosierung der Zutaten für 4 Personen:

4 Schweinesteaks

2 Esslöffel Dijon-Senf

2 Esslöffel Honig

2 Esslöffel natives Olivenöl extra

2 Knoblauchzehen, fein gehackt

Salz und schwarzer Pfeffer nach Geschmack

Vorbereitung:

In einer Schüssel Dijon-Senf, Honig, Olivenöl, gehackten Knoblauch, Salz und Pfeffer vermischen. Das wird die Marinade sein. Die Schweinesteaks mindestens 15–20 Minuten mit der Marinade marinieren. Einen Grill oder eine beschichtete Pfanne bei mittlerer bis hoher Hitze vorheizen. Die marinierten Schweinesteaks auf dem Grill oder in der vorgeheizten Pfanne 4 bis 5 Minuten pro Seite garen oder bis sie gar sind. Servieren Sie die Schweinesteaks mit der Honig-Senf-Sauce als Würze.

ROSMARIN LACHS MIT QUINOA UND GEMÜSE

Zubereitungszeit: 20 Minuten

Kochzeit: 20–25 Minuten

Dosierung der Zutaten für 4 Personen:

4 Lachsfilets

2 Esslöffel natives Olivenöl extra

2 Esslöffel frischer Rosmarin, gehackt

Salz und schwarzer Pfeffer nach Geschmack

1 Tasse Quinoa

2 Tassen Gemüsebrühe oder Wasser

2 Tassen gemischtes Gemüse (wie Zucchini,

Paprika, Kirschtomaten) , in Würfel schneiden

Vorbereitung:

In einer Schüssel Olivenöl, frischen Rosmarin, Salz und Pfeffer vermischen. Dies wird die Rosmarinmarinade sein. Die Lachsfilets mit der Rosmarinmarinade mindestens 20–30 Minuten marinieren. Während der marinierte Lachs ruht, spülen Sie den Quinoa unter fließendem Wasser ab und kochen ihn mit der Gemüsebrühe oder dem Wasser gemäß den Anweisungen auf der Packung. Eine beschichtete Pfanne bei mittlerer bis hoher Hitze vorheizen. Die marinierten Lachsfilets in der vorgeheizten Pfanne 4-5 Minuten pro Seite anbraten oder bis sie vollständig gegart sind. Währenddessen in einer anderen Pfanne das gemischte Gemüse mit etwas Olivenöl anbraten, bis es weich ist. Als Beilage den Rosmarinlachs mit Quinoa und Gemüse servieren.

HÄHNCHENBRUST MIT DIJON-SENF MIT BROKKOLI

Zubereitungszeit: 15 Minuten

Kochzeit: 20–25 Minuten

Dosierung der Zutaten für 4 Personen:

4 Hähnchenbrüste

2 Esslöffel Dijon-Senf

2 Esslöffel natives Olivenöl extra

2 Knoblauchzehen, fein gehackt

1 Bund Brokkoli, in Röschen geschnitten

Salz und schwarzer Pfeffer nach Geschmack

Vorbereitung:

In einer Schüssel Dijon-Senf, Olivenöl, gehackten Knoblauch, Salz und Pfeffer vermischen. Das wird die Marinade sein. Die Hähnchenbrüste mit der Senfmarinade mindestens 15–20 Minuten marinieren. Eine beschichtete Pfanne bei mittlerer bis hoher Hitze vorheizen. Die marinierten Hähnchenbrustfilets in der vorgeheizten Pfanne 6-8 Minuten pro Seite anbraten, oder bis sie gar sind. In der Zwischenzeit die Brokkoliröschen in einem Topf mit kochendem Wasser kochen, bis sie zart, aber knusprig sind (ca. 4–5 Minuten). Servieren Sie die Dijon-Senf-Hähnchenbrust mit Brokkoli als Beilage.

TILAPIA CURRY MIT QUINOA-SEITE

Zubereitungszeit: 15 Minuten

Kochzeit: 15–20 Minuten

Dosierung der Zutaten für 4 Personen:

4 Tilapiafilets

2 Esslöffel Currypulver

2 Esslöffel natives Olivenöl extra

Saft von 1 Zitrone

Salz und schwarzer Pfeffer nach Geschmack

1 Tasse Quinoa

2 Tassen Gemüsebrühe oder Wasser

Als Beilage Gemüse nach Wahl

(wie Zucchini, Paprika, Karotten)

Vorbereitung:

In einer Schüssel Currypulver, Olivenöl, Zitronensaft, Salz und Pfeffer vermischen. Dies wird die Curry-Marinade sein. Marinieren Sie die Tilapiafilets mindestens 15–20 Minuten lang mit der Currymarinade. Während der marinierte Tilapia ruht, spülen Sie den Quinoa unter fließendem Wasser ab und kochen ihn mit der Gemüsebrühe oder dem Wasser gemäß den Anweisungen auf der Packung. Eine beschichtete Pfanne bei mittlerer bis hoher Hitze vorheizen. Die marinierten Tilapia-Filets in der vorgeheizten Pfanne 4–5 Minuten pro Seite braten oder bis sie vollständig gegart sind. Währenddessen in einer anderen Pfanne das ausgewählte Gemüse mit etwas Olivenöl anbraten, bis es weich ist. Servieren Sie den Curry-Tilapia mit Quinoa und Gemüse als Beilage.

BASILIKUM-HÄHNCHEN MIT KICHERERBSEN-TOMATENSALAT

Zubereitungszeit: 15 Minuten

Kochzeit: 20–25 Minuten

Dosierung der Zutaten für 4 Personen:

4 Hähnchenbrüste

2 Esslöffel natives Olivenöl extra

1 Tasse frische Basilikumblätter

2 Knoblauchzehen, fein gehackt

Salz und schwarzer Pfeffer nach Geschmack

1 Dose Kichererbsen, abgetropft und abgespült

2 reife Tomaten, gewürfelt

Saft von 1 Zitrone

Vorbereitung:

In einem Mixer Olivenöl, Basilikumblätter, gehackten Knoblauch, Salz und Pfeffer vermischen. Dies wird die Basilikum marinade sein. Die Hähnchen brüste mit der Basilikummarinade mindestens 15–20 Minuten marinieren. Eine beschichtete Pfanne bei mittlerer bis hoher Hitze vorheizen. Die marinierten Hähnchen brustfilets in der vorgeheizten Pfanne 6-8 Minuten pro Seite anbraten, oder bis sie gar sind. In der Zwischenzeit in einer Schüssel die abgetropften Kichererbsen, Tomatenwürfel und Zitronensaft vermischen und den Kichererbsen-Tomaten-Salat zubereiten. Servieren Sie das Basilikum-Hähnchen mit dem Kichererbsen-Tomaten-Salat als Beilage.

GEGRILLTES BASSFILET MIT ZITRONEN-BASILIKUM-SAUCE

Zubereitungszeit: 15 Minuten

Kochzeit: 15–20 Minuten

Dosierung der Zutaten für 4 Personen:

4 Wolfsbarschfilets

2 Esslöffel natives Olivenöl extra

Saft von 2 Zitronen

1/2 Tasse frische Basilikumblätter, gehackt

Salz und schwarzer Pfeffer nach Geschmack

Vorbereitung:

In einer Schüssel Olivenöl, Zitronensaft, gehackte Basilikumblätter, Salz und Pfeffer vermischen. Das wird die Marinade sein. Die Wolfsbarschfilets mit der Marinade mindestens 15–20 Minuten marinieren. Einen Grill auf mittlere bis hohe Hitze vorheizen. Die marinierten Wolfsbarschfilets auf dem vorgeheizten Grill 3-4 Minuten pro Seite garen oder bis sie vollständig gegart sind. Servieren Sie das gegrillte Wolfsbarschfilet mit der Zitronen-Basilikum-Sauce als Würze.

ZITRONEN-ROSMARIN-HÄHNCHEN MIT SÜSSKARTOFFELN

Zubereitungszeit: 15 Minuten

Kochzeit: 30–35 Minuten

Dosierung der Zutaten für 4 Personen:

4 Hähnchenbrüste

2 Zitronen, entsaftet

2 Esslöffel natives Olivenöl extra

2 Esslöffel frischer Rosmarin, gehackt

4 Süßkartoffeln, geschält und in Würfel geschnitten

2 Knoblauchzehen, fein gehackt

Salz und schwarzer Pfeffer nach Geschmack

Vorbereitung:

In einer Schüssel Zitronensaft, Olivenöl, frischen Rosmarin, gehackten Knoblauch, Salz und Pfeffer vermischen. Das wird die Marinade sein. Die Hähnchenbrüste mit der Zitronen-Rosmarin-Marinade mindestens 15–20 Minuten marinieren. Den Backofen auf 190°C vorheizen. Ordnen Sie die Süßkartoffelwürfel in einer Auflaufform oder einem Backblech an. Legen Sie die marinierten Hähnchenbrüste auf das Süßkartoffelbett. Gießen Sie die restliche Marinade über das Hähnchen und die Süßkartoffeln. Die Form mit Alufolie abdecken und im vorgeheizten Backofen 20 Minuten backen. Entfernen Sie die Folie und kochen Sie es weitere 10 bis 15 Minuten lang oder bis das Huhn goldbraun und die Süßkartoffeln zart sind. Servieren Sie das Zitronen-Rosmarin-Hähnchen mit den Süßkartoffeln als Beilage.

ABSCHLUSS

Vielen Dank, dass SieVolumetrische Diät 2025" gelesen haben. Ich hoffe, dieses Buch hat Ihnen die Informationen und Inspiration gegeben, die Sie brauchen, um den Weg zu einem gesünderen und erfüllteren Leben einzuschlagen. Die Volumetrische Diät ist nicht nur eine Diät, sondern ein Lebensstil, der es Ihnen ermöglicht, köstliche, nahrhafte Lebensmittel zu genießen und gleichzeitig Ihre Gesundheits- und Wellnessziele zu erreichen. Wenn Sie dieses Buch nützlich fanden und Ihnen der Inhalt gefallen hat, lade ich Sie ein, eine Rezension zu hinterlassen. Ihre Meinung ist wichtig und kann anderen Menschen helfen, diesen Leitfaden zu entdecken und davon zu profitieren. Wir freuen uns über jede Bewertung, ob groß oder klein. Vielen Dank.

Auf diesen Seiten haben Sie das Geheimnis entdeckt, wie Sie durch den Genuss von gutem Essen Ihre beste Form und Gesundheit erreichen . Die „Volumetric Diet 2025" wurde entwickelt, um jede Mahlzeit zu einem Moment der Freude, Zufriedenheit und des Wohlbefindens zu machen.

Aber dieses Buch ist nicht nur eine Sammlung von Rezepten; Es ist ein Beweis für Ihre Entschlossenheit und Ihr Engagement, auf sich selbst aufzupassen. Jedes mit Liebe und Bewusstsein zubereitete Gericht ist ein Schritt in Richtung Ihres Ziels eines gesunden Lebens.

Ich danke Ihnen vielmals, dass Sie dieses Buch als Ihren Reisebegleiter ausgewählt haben. Ich hoffe, diese Rezepte haben Sie dazu inspiriert, neue Geschmacksrichtungen zu entdecken, mit Leidenschaft zu kochen und Ihren Körper mit Liebe zu nähren.

Jeder Schritt zu mehr Gesundheit ist ein Erfolg, und den ersten Schritt haben Sie bereits getan, indem Sie dieses Buch in die Hand nehmen. Ich ermutige Sie, diese Rezepte mit Freunden und Familie zu teilen und so eine Gemeinschaft des Wohlbefindens zu schaffen, die weit über diese Seiten hinausgeht.

Ich wünsche Ihnen ein erfülltes Leben voller Gesundheit, Freude und Vergnügen. Vielen Dank, dass Sie Teil dieses außergewöhnlichen kulinarischen Abenteuers waren. Ich wünsche Ihnen ein gesundes, erfülltes und leckeres Leben. Mit Zuneigung und Dankbarkeit grüße ich Sie.“

[KLARLOCK]

www.ingramcontent.com/pod-product-compliance
Lightning Source LLC
Chambersburg PA
CBHW061750250726
48657CB00001B/58